AF602195

RESPONSE DE THEOPHRASTE RENAVDOT,

Docteur en la celebre Faculté de Medecine de Montpellier, Medecin du Roy, Commiſſaire general des pauvres, Maiſtre & Intendant general des Bureaux d'Adreſſe de France,

AV LIBELLE FAIT CONTRE les Conſultations charitables pour les pauvres malades.

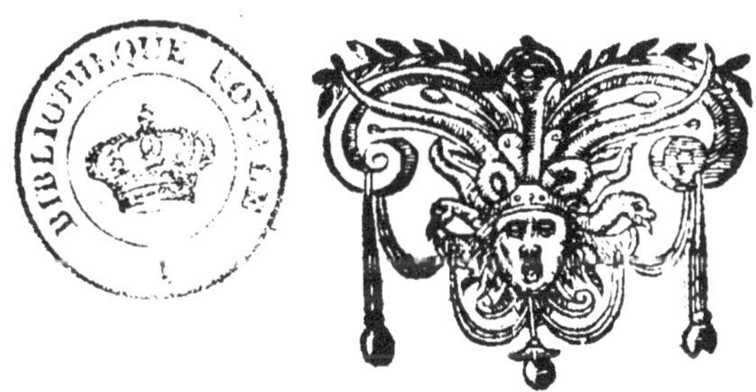

A PARIS,
Au Bureau d'Adreſſe, rue de la Calandre.

M. DC. XLI.

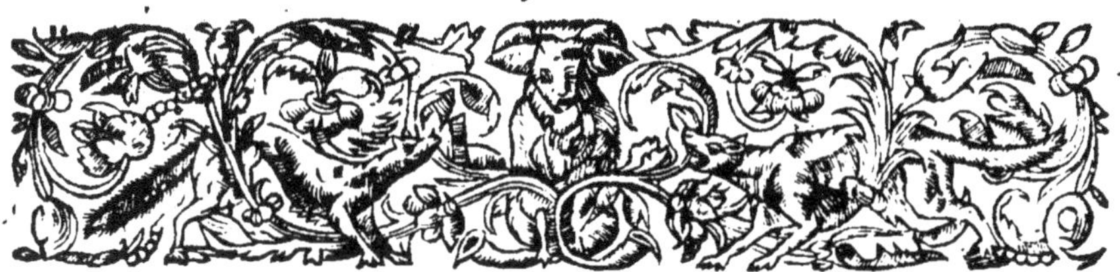

RESPONSE DE THEOPHRASTE RENAVDOT,

AV LIBELLE FAIT CONTRE les Consultations charitables pour les pauvres malades.

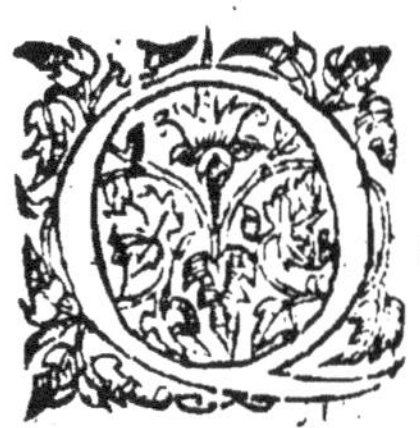

VE les Esprits à qui j'ay à faire sont malaisez à contenter! Tandis que je fais servir de relâche à mon emploi dans la Medecine quelques autres exercices vtiles au public, ils me blâment de ne m'adonner pas entiérement à cet art : & lors que je le veux exercer, mesme pour les pauvres, ils s'y opposent: Mon zele me les rend ennemis: Ils ne me permettent pas de donner mon bien, mon temps & mon industrie sans procez: ma charité, en vn mot, leur est criminelle. Voyant ces mauvais effets d'vne si bonne cause; si je me veux accorder à tout ce qui ſera trouvé honneſte aux deux parties, ils ne le veulent pas. Si je me deffens & rens raiſon de mon droit à mes Iuges: vn de ces eſprits malade de la demangeaiſon d'eſcrire vomit ſa bile ſur du papier : en gardant neantmoins encor aſſez ſur ſon viſage olivaſtre pour le faire appeller Picrochole. Mais pource qu'il cele ſon autre nom dans la foule de ſes compagnons, j'ay trouvé à propos de ne le nommer pas en la conſultation que je vay faire pour le guérir : de laquelle je me fuſſe meſme abſtenu, & euſſe ſouffert cette injure ſans m'en émouvoir, n'eſtoit que noſtre réputation dépendant du jugement du peuple qui croid vaincu celuy qui ſe taiſt, ce ſeroit trahir la mienne avec la cauſe commune à tous les Docteurs en Medecine qui me font l'honneur & la charité aux pauvres de conſulter pour eux en ma maiſon. Le moyen que je choiſis donc entre ces deux inconveniens, eſt de luy répondre ſans le nommer : devant ſuffire au public que ce médiſant ſoit convaincu, & à ceux qui l'ont employé, de recevoir correction en ſa perſonne. Car s'il eſt vray que le grand nombre de Medecins ait autresfois tué vn Empereur, je ne me veus pas commettre à ſix-vingts tout à la fois. Son procédé me convie à en vſer de la ſorte. Car m'ayant du commancement ſervi à plat couvert, & depuis donné le premier ſujet au trouble de ſon Eſchole, voire pour cette cauſe ayant juſtement encouru la cenſure de ceux de ſon Corps, il ſe rend aujourd'huy notoirement coupable de cette diviſion, & fait tous ſes efforts pour l'entretenir. Il eſt vray que ce n'eſt pas d'abord aſſez vivement repouſſer le tort qu'il penſe faire à mon nom, que de taire le

ſien:

sien: Mais sa vanité me faisant espérer vne replique, m'aquérera plus de droit & d'occasion de le moins épargner, s'il ne change de langage. Les coups de maistre ne se doivent pas profaner entre les fleurets: il les faut réserver à l'espée blanche.

Cependant pour destruire la confusion de son discours par vn bon ordre, Ie considéreray premierement celuy qui parle: en second lieu, à qui il parle: tiercement, de qui il parle: & en quatriesme lieu, ce qu'il dit; qui est derechef de trois sortes: A sçavoir, sa response au Factum que j'ay donné à mes Iuges; vne autre response à plusieurs passages extraits d'vne épreuve incorrecte dudit Factum, à dessein de la corriger comme j'ay fait depuis & qui n'a point paru que dans son livre; & les raisons & authoritez sur lesquelles il establit ses conclusions: Ausquelles ayant esté par moy satisfait, il sera aisé au Lecteur d'inférer des raisons par où je finiray & de celles qui sont employées en mondit Factum ausquelles il n'a point respondu, qui aura droit de nous deux.

La premiere chose qu'on examine en vne Lettre (qui est la forme qu'il a donnée à son escrit) est la souscription, pour sçavoir de qui elle vient. Elle porte les noms du Doyen & Docteurs Regens de la Faculté de Medecine de Paris: Et ce Doyen, qui est Monsieur Du Val, ne l'a jamais souscrite, non pas mesme possible leuë: voire, quelques prieres que luy ait fait ce scribe de l'assister au présent qu'il vouloit faire de son livre, pour combatre avec quelque aveu sous ses armes, il ne l'en a pas seulement refusé, mais s'est plaint encore à personnes dignes de foy de ce qu'on employoit son nom pour authoriser vne

pag. 59.

B

ſatyre. Auſſi ce Doyen auroit-il au préalable beſoin de Lettres royaux pour ſe relever du contraire qu'il a ſigné entre les mains de Monſieur le Gras Maiſtre des Requeſtes: & en tout cas devroit opter auſquelles des deux déclarations il ſe veut tenir, à celle qu'on a fait imprimer ſous ſon nom, ou à celle qu'il a ſignée: & juſques alors en bonne juſtice toute audiance doit eſtre déniée à celuy qui l'introduit eſcrivant contre moy & cenſurant mon ouvrage. Il y a auſſi grande apparence que ce ſoit contre le ſentiment de la pluſpart des autres Docteurs de ſon Eſchole: puiſque par decret expres ils ont réſolu de ne point reſpondre à mon Factum, voyans en leur conſcience qu'ils n'y pouvoient rien oppoſer de valable: Sans doute qu'ils ne croyoient pas avoir en leur Corps vn homme ſi inventif & ſi capable de tout.

p. 1. & 3. Il n'en demeure pas là: Il veut encor perſüader à tout le monde que cette Lettre eſt authoriſée & approuvée du premier homme de ce ſiecle: dont le ſeul nom, comme il eſt l'Hieroglyſe de toutes les vertus Heroïques & Chreſtiennes, imprime de la creance juſques dedans l'eſprit des nations eſtrangéres, bien qu'elles ne le cognoiſſent que comme Dieu eſt connu des hommes, par la grandeur de ſes effets. Il entreprend de mettre le nom de cette haute intelligence, tousjours auguſte & venerable, en teſte d'vn libelle diffamatoire, & par cette témérité il n'eſt pas moins à blâmer que le ſont, par l'authorité des ſaincts Canons, ceux qui abuſent des noms ſacrez, les employans aux actions meſchantes & profanes. Ie ſçay bien qu'il y a plus de fous que de ſages qui eſcrivent: que les vns & les autres font les adreſſes de leurs eſcrits à qui bon leur semble : Voire je n'ignore pas que le nom de Dieu se trouve également dans la bouche des impies & dans celle des gens de bien : Mais la difference qui s'y remarque est, qu'il n'y à que les vœux de ceux-cy exaucez. Il me suffira donc de lever encor ici à ce personnage le masque de ses artifices, pour le faire mieux paroistre : afin que le Lecteur ne soit pas préoccupé de l'opinion qu'on luy veut faire concevoir que Son Eminence réprouve nos Charitez : Enquoy mes parties imitent celles qui vont remercier leur rapporteur avant le jugement de leur procez. Car ceux qu'il introduit là parlans *Remercient Son Eminence de sa protection à maintenir leurs privileges, & de ce qu'elle a*, disent-ils, *sur le bruit du trouble & de la confusion que Theophraste Renaudot jettoit dans la Medecine de Paris, daigné arrester ces desordres dans leur naissance & apporter le calme à vne affaire qui sembloit déplorée* : Ajoustans que *Son Eminence a daigné prendre le soin & la défence de leur Eschole.* pag. 3. l. 29. p. 4. l. 1.

Il n'y a celuy qui lisant ces mots ne croye que la Charité, pour laquelle on me tient en procez, est desja condamnée, ou du moins que Son Eminence est d'avis qu'elle le soit, qui est la mesme chose, l'équité se trouvant tousiours avec son suffrage : & toutesfois il est vray que Son Eminence fit l'honneur au Doyen & à moy de nous dire qu'elle desiroit nostre accommodement : qui n'est pas purement & simplement protéger ceux de l'Eschole de Paris en l'action intentée contre ma Charité envers les pauvres malades : ce qu'on ne doit aussi jamais attendre d'vne si grande pieté qu'est la sienne. Et n'estoit que je ne veux pas engager, comme ils font trop legerement,

les oracles de sa bouche sacrée: je pourrois icy rapporter le blâme qu'elle donna à leur procédé. Aussi ses paroles eurent tel effet que leur Doyen depuis ce temps-là s'est tousjours montré fort enclin à rechercher toutes les voyes d'vn accommodement raisonnable. Mais si le reste de leur Corps y a contribüé ce qu'il devoit, le succez l'a fait voir. Dont la
p. 25. verité est sceuë par Monsieur Citoys: Duquel je me
l. 31. réjoüis qu'ils commancent à parler avec honneur. Ils ne luy en sçauroient tant rendre que sa doctrine, son experience & sa fidelité en méritent: Et son exemple doit servir de suffisante conviction à l'erreur que leur vanité tasche d'imprimer dans les esprits du vulgaire, que pour estre bon Medecin il faut estre de leur Corps.

Si j'avois intention de desservir tout ce Corps-là, ce seroit ici le lieu pour marquer sa legereté & desobeïssance, à faire pour deux ans contre moy neuf Officiers qu'ils appelloient *Novemvirs*, & à les deffaire au bout de deux mois, pource qu'aucuns d'eux ne s'estoient pas opposez assez violemment, au gré des autres, à l'execution des commandemens de Son Eminence pour cet accommodement. Mais comme je croy qu'ils n'ont pas esté trouvez dignes de sa cholere, je les passeray sous silence. Seulement laisseray-je à juger s'il se faut arrester à leurs effets ou à leur parole, portée par vn homme qui signe sans charge pour d'autres des protestations d'obeïr, au préjudice de ce qui se passe en pleine assemblée dans son Eschole.

p. 1. & Il entre en lice m'appellant *Calomniateur de la*
p. 4. l. 2. *Faculté de Medecine de Paris*. Tout-beau, Monsieur le Nomenclateur, vous me prenés pour vn autre.

Aprés

Apres ces deux surprises que vous avez faites à nostre bonne foy, vous ne serez pas creu desormais sans quelque authorité : & si vous recourez à celle des Iurisconsultes, ils vous diront, *Calumniator dicitur is qui falsa crimina scienter intendit, l. 1. §. calumniari. ff. ad S. C. Turpillianum.* Item, *qui ob speratum lucrum alteri negotium in judicio facit, id est controversiam movet, l. cui necessitas 39. §. qui de ingenuitate. ff. de liberali causa : & calumniari est per moras negotium differre l. 233. ff. de verbor. signif.* Il est aisé sur ce pied là de voir qui est le calomniateur de moy ou de mes parties & de celui qui escrit pour elles. Le premier exploit qui s'est donné en la cause n'est-il pas venu de leur part ? Cet exploit ne fut-ce pas la signification d'vn Arrest du Parlement donné contre les Empiriques ? Or si ce n'est pas calomnier vn Docteur en Medecine de mon aage, qui a tousjours fait, comme ils sçavent, la Medecine méthodiquement, que le mettre au rang des Empiriques & le traiter comme tel : on a mal défini la calomnie. Aussi je leur fis le lendemain signifier mes protestations de reparation de l'injure qu'ils me faisoient : & pour les empescher de récidiver, je leur donnai en mesme temps copie de mes provisions, Lettres & titres ; de Docteur en Medecine de la Faculté de Montpellier, il y a trente-six ans : de Medecin du Roy, il y en a vingt-neuf : de Commissaire general des pauures malades & valides de ce Royaume, il y en a vingt trois : de Maistre & Intendant general des Bureaux d'Adresse de France, il y en a quatorze, & des Lettres n'aguéres par moy obtenuës qui authorizent nos Consultations pour les malades, & me donnent pouvoir de tenir fourneaux, afin de leur preparer des remédes: Neantmoins deux jours apres ils m'objettent par vn autre exploict, que sous vn faux pretexte de charité j'extorque des sommes immenses de quelques particuliers, pour des remedes pleins de fumée.. Est-ce pas là *falsum crimen scienter intendere* ? La grande reputation de cette charité, & la crainte qu'ils ont que leur profit avec le temps n'en soit diminüé, est cause qu'ils m'apellent devant Monsieur le Prévost de Paris ou son Lieutenant Civil, pour me voir faire deffenses d'exercer la Medecine. Est-ce pas là *ob speratum lucrum alteri negotium in judicio facere & controversiam movere* ? Le Conseil sçait qui d'eux ou de moy a depuis retardé le jugement du procez, & lequel des deux continuë *per moras negotium differre*. Bref, j'ay fait vn Factum pour instruire les Iuges de mon bon droict, dans lequel ie ne dis pas vn mot contre la personne de mes parties, & ne touche aucune chose qui ne face au faict: je ne les ai pas mesmes nommées avant le procez; Ce qui montre que ie n'ay pas eu intention d'vser de médisance, & qu'ils n'ont autre sujet de haine contre moy que celle qu'excitent l'envie & la verité. Eux au contraire attendent cinq mois apres: & lors qu'ils m'amusent d'vn nouvel accommodement par l'entremise de Monsieur Bouvard premier Medecin du Roy, qu'ils trompent pareillement, font imprimer vn livre de cinquante-neuf pages grand *inquartò*, qui fait peu ou point de mention du procez, ne respond rien aux plus fortes raisons de mon Factum, fait capital de plusieurs petits incidens de nulle consequence, mais en recompense il contient force injures & calomnies contre ma personne & mon honneur.

Qui est donc celuy d'eux ou de moy qui merite le nom de calomniateur ? Vray est que sans y penser, leur Avocat plaide pour moy : n'y ayant aucun qui ne juge des l'entrée que sa cause ne vaut rien : puis que je l'ay reduit à me dire des injures, vn Vendredy Saint : jour par luy choisi pour publier son libelle & en faire ses presens, & envois dedans & dehors le Royaume. Encores cet honneste homme est-il si peu accoustumé à appeller les choses par leur nom qu'il nomme ces injures *des responces faites avec toute sorte de douceur & simplicité Chrestienne* : que voicy. p. 4. l. 30.

Des la premiere page de son livre, il m'apelle sot, faisant montre de ce passage des Proverbes, *Responde stulto iuxta stultitiam suam ne sibi sapiens esse videatur* : Auquel passage il me permettra de satisfaire par de plus sages & meilleures responces que ses objections, en exécutant le verset précédant du mesme chapitre 26 des proverbes : *Ne respondeas stulto iuxtà stultitiam suam, ne & tu quoque par ei fias.* Car puis qu'il m'attaque d'armes si communes qu'est ce passage-là, je ne luy en veus pas pour l'heure opposer d'autres pour me défendre. *p. 1. aux deux dernieres lignes.*

Sa bonne foy s'attache en suite à tout ce qu'il trouve non seulement en mon Factum, mais aussi dans tous les memoires & épreuves incorrectes qu'il m'a fait soustraire, dont il me veut rendre garant contre toute apparence : me devant suffire de soustenir mon ouvrage comme je l'ay donné à mes Iuges, & tel qu'il a paru, & estant vne chose inouye qu'on oblige vn autheur à défendre, non seulement son livre, mais aussi ses memoires incorrects & non publiez : mesmes apres s'estre plaint, comme j'ay fait

il y a plusieurs mois par mon Factum page 14 ligne 8, du tort que mes parties me faisoient de m'a-
p. 20. tribüer ces memoires: lesquels en tout cas je serois
l. 4. aussi recevable à retracter comme eux à corriger
p. 44. des fautes grossiéres dans leur imprimé: apres l'avoir
l. 17. digeré si long temps: mais pour faire cette corre-
p. 50. ction de leur livre telle qu'il falloit, ils en devroient
l. 22. & ailleurs. effacer vne partie & supprimer l'autre. Et cependant mon Censeur ne pouvant trouver rien à reprendre de considerable dans mon Factum auquel il fait semblant de s'atacher: au lieu de prendre ce Factum imprimé pour vn desaveu de ces memoires, le laisse là pour attaquer lesdits memoires, & y respond comme à des piéces authentiques. Mais pource que son peu d'intégrité ne manqueroit pas d'appeller cette fin de non recevoir, vn eschapatoire: la justice de ma cause est telle que j'accepte mesmes ce parti, & le reçois à impugner non seulement mon Factum, mais encor tous ces memoires & épreuves: voire mesme tout ce que j'ay escrit & fait en ma vie: sans excepter mes Conférences, ausquelles il donne aussi vn coup de sa dent maligne: Ce Censeur de peu
p. 8. de sens ne prenant pas garde que les Conférences
l. 15. dont il parle estans vn recüeil des avis de plusieurs, il ne s'attaque pas à moy comme il pense, mais à deux mil plus honnestes gens que luy qui y ont parlé, & que ces avis estans tous contraires, il y en doit avoir de bons & de mauvais: mais principalement que n'ayans aucune conclusion, dont le jugement est laissé au Lecteur: ils ne sont non plus capables de loüange ni de blasme, que les propositions qui ne sont pas enunciatives, de verité ou de

fausseté

faussetè en Logique: mais cet esprit de Collége a creu qu'il n'estoit question sinon de contredire à tout.

Il s'egaye dans ce champ si spacieux: où il commance son ataque par cette suposition, *Que le fonds de la dispute est, si j'ay auctorité ou privilege de faire la Medecine dans Paris*: Bien que chacun sçache qu'il n'y a different entre nous que pour les Consultations charitables pour les pauvres malades: tout le reste sont des accessoires de ce fonds. Consultations que je n'ay jamais dit donner le pouvoir à ceux qui ne l'ont pas de faire la Medecine dans Paris. Au contraire voicy les mots de mon Factum page 7. l.26. *Ils ne sçauroient alleguer le moindre grief que nostre charité leur apporte: l'avis que les Consultãs charitables donnent dans une salle haute de ma maison à huis clos & hors la veuë du peuple, ne leur donnant pas plus d'autorité ni de liberté de pratiquer la Medecine dans Paris qu'ils en avoient auparavant: Veu qu'au contraire ceux qui ont servi dans les Hospitaux ont quité cet exercice pour acquérir des pratiques en ville: plusieurs ne voulans pas estre traitez des mesmes mains qui manient les pauvres, & ne s'y trouvant aucun profit, &c.* Mais puis que j'ay promis à lui & à ses supposts de leur prester le collet par tout: de peur de les réduire trop tost au bout de leur rollet par cette négative qui est peremptoire: je leur veux donner carriere & m'obliger à réfuter encores en particulier toutes leurs objections. *Le Brevet du Roy & l'Arrest du Conseil du 3 Fevrier 1618.* ce dit il, *portent seulement pouvoir de mettre en pratique toutes les inventions & moyens par luy recouvrez pour l'employ des pauvres valides & traitement des invalides & malades: par lesquelles paroles il n'a permission que d'establir ses inventions & moyens pour régler les pauvres & mendians qui*

p.5.l.11.

p.6.l.8.

vaguent par toute la France, ensemble les moyens de traiter selon sesdites inventions les invalides & malades que l'on void pareillement vaguer par les villes & devant la porte des Egli-
p.7.l.13. *ses: n'ayant pouvoir de faire assemblées de Medecins, ni de faire Consultations: si ce n'est qu'il veüille avoir leur avis pour apporter quelque bon réglement à leurs desordres.* A ce compte, celuy qui ne voyage point & n'est pas à la porte d'vne Eglise, mais se meurt sur la paille dans vne cave, faute de secours, ne sera pas pauvre, non plus que le honteux, dont la pauvreté neantmoins est jugée la plus digne de compassion.

Le Lecteur équitable jugera si ce raisonnement ne vaut pas bien le leur. I'ay pouvoir de mettre en pratique & establir toutes les inventions & moyens par moy recouvrez pour le traitement des invalides & malades. Or l'vn de ces moyens est d'avoir obligé par de bonnes & pieuses considérations des Doсteurs en Medecine de la Faculté de Montpellier, comme moy, à consulter gratüitement pour les pauvres malades, & fournir l'argent necessaire pour leur traitement: Ie les puis donc mettre en pratique & establir comme j'ay fait. Voire s'il s'agissoit de quelque autre chose que de la charité qui ne veut point estre bornée, & que je tinsse de l'humeur litigieuse de mes parties, je serois bien fondé à leur faire payer l'amande de six mil livres à laquelle sont condamnez tous ceux qui imiteront mes inventions comme ils ont fait; Puis qu'il se justifie qu'il n'y a que deux ans qu'ils commancent de consulter pour les pauvres, & il y en a plus de dix que je le pratique chez moy, comme je leur fais voir par mes livres lors publiez: outre lesquels plus de dix mil personnes peuvent déposer qu'on n'a jamais renvoyé de chez moy aucun pauvre malade sans assistance gratuite, & nommément que des l'an 1634 & 35 il s'assembloit en ma maison grande quantité de Medecins qui exerçoient la mesme charité qui s'y fait à present: Là où les Medecins du Collége de Paris ne sçauroient justifier la charité de leur Eschole, sinon depuis deux ans: encores n'estoit-ce qu'vne pure formalité sans effet, ne s'y trouuant aucun malade. Aussi n'avoient-ils esté mes imitateurs qu'à demi Mais aujourd'huy qu'ils ont fait publier & afficher qu'ils ne donneroient pas seulement leurs conseils aux pauvres malades, mais aussi à nostre exemple, dequoy les executer: Comme il faut espérer qu'ils auront plus de malades: aussi doivent-ils ingenüemét recognoistre qu'ils sont mal fondez à impugner par escrit nostre charité: puis qu'ils l'imitent en effet. De laquelle imitation apert par la comparaison de leurs affiches cy-apres transcrites: Dont la premiere signée Bazin, ne promet aux malades que leur avis, & la derniere, signée du Val, leur promet avec leur conseil des remédes. Où les moins judicieux peuvent remarquer le bien qu'apportét au public nos Consultations charitables: puis qu'outre le grand nombre des pauvres malades qui en sont soulagez, leur exemple est si puissant qu'il a commancé d'entraîner apres soy six vingts Docteurs en Medecine de la métropolitaine du Royaume, & produira sans doute le mesme effet dans toutes les autres villes, & possible dans les autres Estats. Iugent là dessus les moins passionnez, si cette charité est à supprimer. Reste à justifier du temps auquel les charitez des vns & des autres ont commancé: ce qui servira de response à la dénéga-

p. 14. tion hardie que fait nostre ſcribe, *que ceux de ſon*
l. 26. *Corps n'ont pas eſté mes imitateurs*, & que je n'ay pas
invité, il y a plus de dix ans, tous les Docteurs en Medecine, Chirurgiens & Apothiquaires qui voudroient ayder de leurs conſeils les pauvres malades
p. 13. l. 2. de ce faire, *& conſequémment que je ne me ſçaurois plaindre que les Medecins de leur Eſchole ayent refusé de faire cette
charité.* Et encores pour reſpondre à l'inſtance dont
p. 12. il fait ſi grand cas, tirée d'vn avertiſſement donné
l. 17. à pluſieurs artiſans & marchands qui occupoient
tous les jours avec leurs marchandiſes & manufa-
ctures les avenuës & entrées du Bureau d'Adreſſe
à ſon eſtabliſſement, pource qu'ils y en trouvoient le débit par l'affluence du peuple qui ſe portoit à cette nouveauté: ce qui euſt avili le Bureau &
l'euſt privé de tous ſes autres vſages. Pour à quoy re-
médier, on leur fit ſçavoir que chacun envoyaſt
ſeulement audit Bureau & y vint querir l'adreſſe des
choſes pour l'exercice, manufacture & debit deſquelles ſont eſtablies les diverſes profeſſions, arts & me-
ſtiers: D'où cet homme veut conclure que je dois
refuſer le couvert aux pauvres malades & aux Medecins qui veulent exercer charité envers eux dans ma
maiſon, pource quelle eſt proche dudit Bureau,
lequel ne doit rien fournir que des adreſſes, & qu'en
ce faiſant il fourniroit de conſeil.

p. 11. Malice noire ou ignorance groſſiere: Il ne ſe ſou-
l. 23. vient pas qu'il a deſcrit luy meſme le convi & ſom-
mation générale que j'ay faite en la page 24. art.
16 de l'inventaire des Addreſſes du Bureau de rencontre imprimé dès l'an 1630 en ces termes. *Les
pauvres artizans & menuës gens malades, qui faute d'vne ſai-*

gné

gnée ou de quelque autre leger remède, encourent souvent de longues & perilleuses maladies qui réduisent leur famille à l'Hostel-Dieu, trouveront ici l'adresse des Medecins, Chirurgiens & Apothiquaires: qui sans doute ne voudront pas ceder à d'autres l'honneur de consulter, saigner & preparer gratüitement quelque remede à ces pauvres gens qu'on leur adressera : mais au contraire se trouvera vne aussi grande émulation entre eux à exercer cette charité qu'en leurs autres actions: qui leur fera envoyer leurs noms au Bureau pour estre employez à ce bon œuvre, comme ils en sont ici priez. Depuis ce temps-là il n'y a eu qu'vn ou deux de tout leur Corps qui se soient offerts & qui ayent donné leurs noms pour exercer cette charité : Mais des Medecins de Montpellier il y en a eu grand nombre, comme aussi des Maistres Chirurgiens & Apothiquaires de cette ville: lesquels n'ont jamais refusé d'aider les pauvres que les Commis du Bureau leur ont adressez. Nostre ennemi de la Charité a-t'il crû que je deusse sembler à la cloche qui appelle au service les autres & n'y va point? Aurois-je pas bonne grace, estant non seulement Medecin, mais Commissaire general des pauvres, dont la qualité ne m'est point contestée, de n'avoir pas voulu donner mon nom pour l'exercice de cette charité? Et si je suis proprietaire d'vn Greffe s'ensuit-il que le Greffier qui l'exerce ne puisse délivrer d'acte où je sois dénommé, & que je ne puisse joüir de mesme droit que les estrangers? Combien plus si c'est en faveur des pauvres? pour le soulagement desquels il est particulierement insisté en plusieurs endroits de ce livre-là. Comme il se void en l'article 3 de la page 21 en ces mots, *D'autant que le soulagement des pauvres a donné le premier motif à cet establissement, &c.* Et

E

en la page 23 article 11. *C'est pourquoy nous commancerons par la priere qui est faite à vn chacun de vouloir conférer au bien & vtilité des pauvres tout ce qu'il estimera pouvoir servir à leur nourriture, traitement en maladie, &c.* Et en l'article 17 de la page 24. *Toutes les experiences qu'on voudra donner au public des effets admirables des simples & autres remedes, seront ici fidellement enregistreZ, & ceux qui les voudront venir donner ou recevoir, non moins favorablement receus que les pelerins de cet ancien temple où chacun alloit donner & apprendre les moyens de sa guerison.* Vray est que prévoyant dés ce temps-là l'envie Medicale de ceux qui m'ont fait trouver trop veritable Prophete, j'y avois mis cette précaution, *Sauf à s'appliquer l'avis qu'on y prendra par celuy de son Medecin ordinaire: lequel ne devant desirer que le soulagement de son malade, d'autant plus qu'il aura de capacité, sera d'autant plus aise qu'on réveille sa memoire par quelque*

p. 11. l. 19. *proposition dont son jugement fera la conclusion.* Ne void-il pas le convi qu'il dénie leur avoir esté fait, avec des raisons assez concluantes pour faire aggreér nostre charité, mais à des gens de bien. Et pource qu'il dit n'y avoir que six ou sept mois que ces Consultations sont commancées, le contraire se verra par les termes de l'article suivant, qui est le 18 dans la pag. 24 de cet Inventaire. *Pource qu'il se trouve des maladies secretes, lesquelles on ne veut pas descouvrir à ceux de sa cognoissance, ou des malades esloigneZ qui n'ont pas moyen de faire aller cheZ eux les Medecins & Chirurgiens fameux ausquels seuls ils se confient: Ils pourront dresser vn memoire de leurs maladies selon le modelle qu'on leur en fournira au Bureau, s'ils le desirent: dans lequel ils n'employeront point leurs noms, comme inutiles à leurs cures, & le Bureau se chargera de leur faire donner promptement avis & consultation ample de ceux dont ils les voudront avoir.*

N'est-il pas vray que le Bureau d'Adresse ne fait rien à présent que ce dont il s'est chargé par son institution? On y consulte pour toutes sortes de malades, & on ne veut pas que les pauvres soient de ce nombre, & qu'on les adresse aux Medecins qui se sont vouëz à leur secours, & ont donné leurs noms à cette fin. Bref, la page 29 art. 81 porte, *qu'on adressera divers lieux publics & particuliers ausquels on traite toutes sortes de maladies, & où il se trouve à prix raisonnable de bons medicamens tant simples que composez* : & sous le titre de la table sont comprises *les Consultations pour maladies* : & on n'osera consulter pour celles des pauvres? C'est donc à mon contredisant à se taire, ou à faire voir que les pauvres quand ils sont malades ne doivent pas jouïr des mesmes commoditez que les autres.

N'est-il pas gaillard quand il allégue que *je ne me sçaurois plaindre que ceux de son Corps ayent refusé de faire charité, puisque jusques à present je ne leur ay fait aucune adresse.* p. 13 l. 2. Il a aussi bonne grace que celuy qui estant repris de ses blasphemes jure qu'il ne jure pas. Nostre differant est, qu'ils ne veulent ni secourir les pauvres qui s'adressent chez moy, ni souffrir que je les assiste, & ils se plaignent de ce que je ne les y ai pas employez: de laquelle supposition ils sont suffisamment convaincus, en ce qu'ils ont esté invitez à envoyer leurs noms au Bureau, s'ils avoient inclination à secourir nos pauvres malades: Ils ne l'ont pas fait & ne le font pas encore: N'ont ils pas assez tesmoigné par là qu'ils ne vouloient point qu'on leur en fist l'adresse? Aussi demeurent-ils d'accord qu'elle leur eust p. 13. l. 17. esté superfluë. Et puis, où se fust-elle faite? Il y a plusieurs malades qui ont de la peine à se transporter ou faire apporter jusques chez moy : où estans la grandeur de leurs maladies demande l'avis de plus d'vn Medecin : Les eust-on inhumainement renvoyez chercher tel qui ne les eust pas voulu écouter ? non pas mesmes possible ouvrir sa porte à des mendians comme ils sont la pluspart : Combien moins prendre heure avec de ses compagnons, s'assembler & consulter pour eux ? Car de les renvoyer à leur Escole, elle n'avoit pas pensé aux pauvres depuis cette grande antiquité dont elle se vante tant, jusques au 26 Mars 1639 : comme appert par le decret de ladite Escole en datte de ce jour-là : duquel il n'eust point esté besoin si la Charité s'y fust faite auparavant : On n'ordonne pas que les marchez se tiendront le Mercredi & le Samedi à Paris, attendu qu'ils ont accoustumé de s'y tenir, & que les réglemens ne sont que pour les choses nouvelles : Lequel decret mesme ils se contentérent d'extraire de leur registre, où il estoit demeuré inutile, & le faire afficher vers la fin de l'année derniere, pour éluder les reproches qu'on leur faisoit, qu'ils vouloient empescher vne charité, & ils ne la faisoient pas : Voicy la copie de cette affiche.

Extrait des registres de la Faculté de Medecine de Paris le 27 Mars 1639. Les Doyen & Docteurs de la Faculté de Medecine font sçavoir à tous malades & affligez de quelque maladie que ce soit, qu'ils se pourront trouver à leur College ruë de la Buscherie tous les Samedis de chacune semaine, pour estre visitez charitablement par les Medecins deputez à ce faire, lesquels se trouveront audit College, & ce depuis les dix heures du matin iusques à midy, pour leur donner avis & conseil sur leurs maladies, & ordonner remedes convenables pour leur soulagement. Signé Bazin, Doyen.

Dans

Dans la 7 page de mon Factum ligne 14, je leur disois, *que nonobstant toutes leurs plaintes, ils ne sçauroient cotter aucune injure de ma part, mais que comme mon exemple les avoit obligez à la visite des malades par eux faite deux heures du Samedy dans leur Escole, ainsi craignoient-ils que le mesme exemple ne les portast à contribüer enfin ce qu'il faudroit pour le payement des remedes qu'ils auroient ordonnez aux pauvres malades: Laquelle émulation autant qu'elle leur déplaisoit, devoit estre agreable au public & à ceux qui en prennent le soin, puis que sans elle les actions vertueuses se ralentissent.*

Le succez a montré que je n'avois pas mal deviné: ce qui se verra par cette autre affiche prosnée à leur sollicitation le jour de Pasques dernier, en suite des injures publiées contre ma charité le Vendredi Saint précédent.

> « IESVS MARIA: La charité Catholique des Docteurs en Medecine de la Faculté de Paris pour les pauvres malades. Apres la Messe devotement celebrée & recitation des Litanies de la tres-sacrée Vierge Marie Mere de Dieu, & l'invocation des Saincts & Sainctes qui de profession & de charité ont de leur vivant exercé & pratiqué la Medecine: laquelle saincte Messe est chantée tous les Samedis, & lesdites Litanies & prieres le seront desormais en la Chapelle de ladite Faculté à dix heures du matin: Tous les pauvres malades sont avertis & conviez de la part du Doyen & Docteurs de ladite Faculté, de se trouver depuis dix heures du matin jusques à Midi, chaque Samedi de l'année en la salle haute du Collége de Medecine, ruë de la Bucherie pres la place Maubert, pour estre visitez & considerez par les Docteurs deputez à cet effet, qui selon la charité accoustumée

» & ordonnée par decret de ladite Faculté, consulte-
» ront pour tous pauvres malades tels qu'ils soient, &
» de quelconque ville, lieu & païs qu'ils viennent, de
» toute espece de maladie qu'ils ayent: & donneront
» ausdits pauvres leur consultation & ordonnance de
» regime, & remedes propres & convenables par escrit:
» & mesmes leur fourniront & distribuëront, selon leur
» pouvoir & petit moyen de la Faculté, des medicamés,
» drogues & compositions necessaires, bien & fidelle-
» ment preparées: le tout saintement & consciencieuse-
ment, (il semble que ce grand mot est inutile, sinon
au regard de ceux qui ne feroient pas la Medecine en
conscience à d'autres qu'aux pauvres,) pour la plus
» grande gloire de Dieu, & le secours & soulagement
» du public & de tous pauvres affligez de maladies.
» Ainsi conclu & arresté par decret des Doyen & Do-
» cteurs de ladite Faculté. Signé Guillaume du Val,
» Doyen 1641.

Où est encore à remarquer qu'au lieu qu'ils ne parloient que de *donner leur avis* par le précédent decret: par cettuy-cy ils promettent *des consultations & des drogues*, pour vser de leurs termes d'Espicier: & toutesfois ils taisent en l'vn & en l'autre de leurs affiches le secret de l'Escole que je leur marque dans la page 4 lig. 1 de mon Factum, & à quoy ils n'ont rien répondu, qui est qu'ils se font payer chacun 30 sols pour leur peine. Quelle Charité! Mais si la maxime est vraye que les choses sont maintenuës par les mesmes causes qui les ont produites; il est fort à craindre que si nos Cōsultations charitables, qui ont donné sujet aux leurs, venoient à manquer, les pauvres ne tiendroient plus rien: & c'est pourquoy ces frais se prenans comme ils font sur la bourse commune de ces Messieurs là, ils sont si ardens à supprimer nostre liberalité pour faire cesser la leur.

Que nostre escrivain corrige donc, si sa bile le souffre, l'impertinence de ses injures, & qu'il n'appelle plus *imposture & mensonge* ce que je dis que les Medecins de l'Escole de Paris ont esté mes imitateurs: ce qu'il dénie, possible par la honte qu'ils ont d'avoir laissé écouler neuf ou dix ans sans avoir pû profiter de mes exhortations. Où il ne faut pas confondre le commancement avec le progrez & l'augmentation de nostre Charité: qui s'est à la verité trouvée en son plus grand lustre depuis vn an: & c'est lors que ses envieux, qui la méprisoient auparavant, l'ont ataquée à force ouverte & luy ont declaré la guerre: Depuis laquelle il n'y a non plus de raison de conter son establissement, qu'en auroient les Espagnols s'ils vouloyent conter le regne du Roy du jour de la rupture entre les deux Couronnes. Et qu'il ne die plus que celuy qui a esté mãdé expres, comme moy, pour establir & mettre en pratique dans Paris tous les moyens pour soulager les pauvres malades, n'ait pas le pouvoir de prendre le Conseil des Medecins sur ce sujet: Aussi donne-t'il les mains à nos assemblées, quand il dit que *je ne puis faire assemblee des Medecins ni faire Consultations si ce n'est que je vueille avoir leur avis pour aporter quelque bon reglement aux desordres de ces pauvres*: Car mon pouvoir estant également *de mettre en pratique les moyens pour l'employ des valides & pour le traitement des invalides & malades*: pourquoy me veut-il rendre moins capable, estant Medecin, de consulter pour les malades, que pour les sains, qui n'ont point besoin de Medecin, ce

p. 14. l. 28. & 31.

p. 6. l. 18.

dit l'Evangile? Il insiste que *dans le privilege de mon Bureau d'Adresse il n'est point parlé des malades.* La raison en est, que rien n'y est specifié, mais seulement fait vn establissement general, dont la nouveauté avoit besoin d'estre si amplemeut expliquée que les Lettres n'eussent pas esté capables de contenir le detail : & toutesfois ma qualité de Commissaire General des pauvres y est employée, & ledit brévet mentionné: elle l'est encor par l'Arrest du Cõseil du 3 Février 1618. confirmatif dudit Brévet. Enfin ce qui n'a point esté fait par cette Declaration l'a esté par vne suivante du 2 Septembre 1640, qui porte, que *les pauvres malades reçoivent gratüitement conseil & assistance en leurs maladies & incommoditez par la charité des Medecins, Chirurgiens & Apotiquaires qui s'assemblent chez moy à cette fin. Et d'autant qu'vne partie des experiences qui s'y font sont des remedes de Chymie fort vtiles à la guérison des malades, lors qu'ils sont methodiquement administrez selon les preceptes de la Medecine, Sa Majesté a permis & accordé à tous ceux qui auront quelque invention ou moyen servant au bien & soulagement des pauvres tant valides que malades & invalides, mesmement quelque remede tiré par le feu ou autrement, le pouvoir faire en ma maison & en ma presence, & non ailleurs. Et pour cét effet m'a permis de tenir chez moy fourneaux & y faire toute sorte d'operations Chymiques servans à la Medecine seulement* : laquelle Declaration a esté le 25 Septembre ensuivant registrée en la Cour des Monnoyes où l'adresse en avoit esté faite.

Si le defenseur de l'Escole de Paris ne s'est point souvenu de cette Declaration du Roy verifiée, imprimée & publiée depuis sept ou huit mois, il a la memoire bien courte pour le mestier qu'il fait : mais si la

sçachant

ſçachant & ne la pouvant ignorer, (veu qu'elle luy a eſté ſignifiée & eſt employée dans mon Factum p. 5. l. 1. & p. 11 l. 37) il n'y a ſçeu que reſpondre: pourquoy donne-t'il le change à perdre le téps en conteſtations inutiles. Il devoit diſſoudre cet argumét: Par ces Lettres, le Roy permet à tous ceux qui auront quelque moyen ſervant au bien & ſoulagement des malades, meſme quelques remedes, de les pouvoir faire en ma maiſon : Or nos Conſultations charitables ſont des moyens ſervans au bien & ſoulagement des malades : Le Roy permet donc de les faire : & aller au contraire comme font les Medecins de l'Eſcole de Paris par leur oppoſition, c'eſt vne deſobeïſſance qui n'eſt fondée ſur aucune raiſon. De ſorte que ne voulans point obeïr à la Iuſtice du Roy, en laiſſant executer la teneur de ſes Lettres, ni à l'equité de Son Eminence, en acceptant l'accommodement qu'elle avoit ordonné, ils n'ont en cette action ni equité ni juſtice.

Mais cet écrivain eſt-il pas ridicule quand il me veut rendre odieux à Meſſieurs les Intendans des finances? ſous pretexte qu'il a pleu au Roy me donner dans toutes ſes Lettres & Arreſts de ſon Conſeil la qualité de Maiſtre & Intendant general des Bureaux d'Adreſſe de France : qualité que la bonne foy ordinaire de cet honeſte homme, au prejudice de 20 titres communiquez à ſon Avocat, oſe dire avoir eſté par moy vſurpée : & Meſſieurs les Intendans n'auroient-ils pas autant de raiſon de luy defendre d'appeller ſes receptes des ordonnances, & des receptes meſmes, pource qu'elles leur appartiennent & aux Financiers pluſtoſt qu'aux Medecins? Voire les intendans des grãdes maiſons, ont s'il dit vray, quelque trouble *p. 7. l. 14* à craindre pour leur qualité de la part de ce Controleur des titres.

p. 8. l. 9. Et que veut-il dire? quand il fait vn nommé *le feu sieur le Rouge premier autheur de tous mes desseins, & qu'apres sa mort je me saisis de tous ses papiers qu'il avoit fait imprimer*: Ie n'avois jamais crû qu'il fallust attendre la mort d'vn homme pour se saisir de ses papiers quand ils avoient èsté imprimez : Car s'il n'eust voulu parler que du Bureau d'Adresse, il ne devoit lire que la p. 11. de mon Inventaire susdit: Il y eust veu, d'vne candeur qui luy est inusitée, le 34 chapitre des Essais de Montagne par moy transcrit, qui fait son pere autheur de cette invention : bien qu'à la chercher jusques à sa source, elle se trouve en deux endroits dans les Politiques d'Aristote. Mais apprenez, Monsieur le Pédant qui me reprochez mal à propos cette qualité, cõme je vous feray voir en son lieu, que pour estre l'autheur d'vne institution, ce n'est pas assez d'y avoir resvé dans son estude, & l'avoir, comme vous dites assez mal, *éclose dans son cerveau*. A ce conte il n'y auroit plus rien à faire dans le monde : les phantaisies des hommes s'estans portées jusqu'à tout ce qui est possible & par delà: C'est de l'avoir executé; comme j'ay fait, graces à Dieu, cet establissement & plusieurs autres: desquels il n'appartient de parler qu'à ceux qui en auront autant fait que moy, ou qui sont visionnaires comme vous, qui avez des notices de ce qui ne fut jamais, comme est cette prise de papiers *du feu sieur le Rouge*, dont je n'avois point oüy parler avant la lecture de vostre libelle.

Ce Rouge a mis nostre visionnaire en furie cõme les tigres, les lions & quelques autres mauvaises bestes de sa sorte. Il me menace d'examiner ma vie, dit que j'ay merité les foudres d'excommunicatiõ du temple de Charenton : mais il a oublié que c'est pour l'avoir quité : & quand il dit que j'ay encore merité quelque chose pardelà, sa calomnie punissable par les loix, vomie contre vn homme qui vaut mieux que luy, meriteroit possible que je m'en misse en colére: mais il n'appartient de se fascher qu'à ceux qui manquent de bonnes raisons & à qui les offences appartiennent: & l'assiduité de mes emplois, qu'il me reproche ailleurs, me laisse si peu de momens libres qu'ils rendent assez bon conte au public de ma vie, sans que je me mette en peine de l'en esclaircir. C'est pourquoi mon Sycophante remonte aussi jusques à l'heresie qu'il me reproche plusieurs fois, imitant le diable: Mais qu'ils sçachent tous deux, qu'estant né hors de l'Eglise j'y suis retourné il y a si long temps qu'il ne me souvient plus d'en avoir esté dehors. I'y suis retourné comme fit Saint Paul, entre les Apostres; Saint Augustin, entre les Peres; & le grand Cardinal du Perron, entre les lumieres de nostre siecle; qui s'en glorifioient plus que d'aucune autre de leurs actions: Encor sçavoit-on avant tout ce temps-là de quelle religion j'estois, & ceux qui connoissent plus particulierement nostre celebre autheur doutent grandement de la sienne: sa vie d'Epicure, masquée d'vn visage de Caton, son humeur misanthrope & sa haine inplacable contre toutes les actions vertüeuses, sur tout contre la charité, servans d'vn grand indice qu'il n'en a point.

Il pense faire vne belle leçon quand apres avoir tesmoigné du mécontentement de ce que je donne p. 8. l. 27

a leur Corps le nom de College qu'il prend luy-mes-
p. 9. l. 1. me, il definit *Collegium*, dans lequel *coïre licet*: & fait
voir son peu de pratique à citer les loix quand il cot-
te par le titre 22. du 47 livre du Digeste la *l.* 1. §. *non*
licet, ff. de Collegiis & Corporibus: cõme aussi son ignorance, ne sçachant pas que *Collegium* se prend pour toute
sorte de Communauté ou bourse commune, Societé
& Confrairie : autrement il n'eust pas fait si grand cas
p. 8. l. 25 de ce nom de College: qu'il dit *donner la qualité à son*
Corps & marquer son excellence: puis que la qualité si ex-
p. 9. cellente de ce College *si grand, si saint & si resplandis-*
l. 15. *sant*, comme il l'appelle, se trouve aussi chez les Maistres Savetiers, & tous autres artizans qui ont Cõfrai-
rie: cõme appert par la loy *Sodales, Eod. tit.* qui dit, *His po-*
testatem facit lex pactionem quam velint sibi ferre: qu'il prenne bien garde à ce mot *sibi*, qui exclud le prejudice
qu'ils voudroient faire aux autres, & à ce qui suit,
dum ne quid ex publica lege corrumpant: comme a fait
l'Escole de Paris, ayant voulu par ses statuts exclure
les Medecins des autres Facultez de pratiquer par
tout: & la consequence qu'il veut tirer du §. *non licet*,
ne fait rien pour luy : puis que par ce moyen il seroit
contraint de se détacher de l'vn des deux Corps desquels il est, & qu'elle fait seulement contre ceux qui
contractent telles societez sans pouvoir du Souverain : desquels termes nostre Charité est bien éloignée, estant authorisée du Roy.

Ce hardi écrivain trouve par tout sujet de s'é-
tendre, mais c'est tousjours à sa confusion: & comme
la verité est si forte qu'elle se tire quelquesfois de la
p. 10. bouche des Démons, il en arrive autant à cettuy-cy.
l. 6. *En quelque lieu*, dit-il, *que se trouve la vertu, elle est tousjours*

à loüer

à loüer, mesme en la personne de nos ennemis. Aussi n'y a-t'il aucun de nous qui ne donnast des loüanges à Renaudot s'il nous avoit fait voir des productions de ses desseins, au soulagement des pauvres. Si cela est, il faut que le defenseur de l'Escole se face transfuge : car j'ay dequoy justifier par plus de titres & de tesmoignages qu'il n'en produit afin de prouver sa Faculté, qu'il veut neantmoins estre authentique, que j'ay fait voir *des productions de mes desseins*, & travaillé sans discontinuation vtilement & avec l'approbation de ceux ausquels j'en dois le conte, pour le soulagement des pauvres : n'y ayant aucun de Messieurs les Ministres d'Estat qui n'en ait memoire. Et est aussi peu vray que tout le reste de son discours ce que dit l'ennemy de nostre Charité, que mes propositions ayent esté soubçonnées de monopole : La pieté de Monseigneur le grand Aumosnier, à l'authorité & conduite duquel tout estoit soubmis, & le controlle de cet establissemẽt qui demeuroit aux Corps des Villes, ne le pouvãs permettre. Pour suivre l'ordre des temps, Monseigneur le President de Belliévre pendant sa charge de Procureur General au Parlement, & celuy qui l'exerce aujourd'huy si dignement, comme a fait son devancier, se peuvent ressouvenir de l'approbation qu'ils ont souvent dõnée à ce mien employ. Monseigneur le grãd Prieur de France, dont l'integrité desinteressée fait revivre la candeur des siecles passez dãs cettuy-cy, à ma poursuite a proposé & apuyé plus de dix fois depuis autãt d'années l'avancement de ce dessein. Mais mon Censeur ne pouvoit s'adresser plus mal pour se faire croire qu'a Monseigneur le Cardinal Duc de Richelieu, en me

H

blaſmant de negligence à la pourſuite du reglement des pauvres. Son Eminence, à laquelle impoſer c'eſt vn grand crime, ſçait qu'auſſi-toſt que le bon heur de la France luy mit en main la cõduite des affaires, elle m'eut pour ſolliciteur continüel de l'avancement de ce bon œuvre, & que depuis il ne s'eſt guéres paſſé de temps que l'aſſiduité de mes pourſuites n'ait ſecondé ſes ſaintes inclinations qu'elle a eu quelquefois agreable de me teſmoigner. Sollicitations qui euſſent eſté importunes à tout autre eſprit qu'au ſien : qui tient cette haute partie de la bonté divine de ne ſe laſſer point de prieres quand elles vont au bien. Voire il n'y a guére que ſa Charité fut telle que de ſe vouloir informer plus particulierement dans ſon cabinet des moyens qu'il y avoit de commancer l'execution de ce réglement des pauvres : Qui ayant eſté grandement approuvé par Madame la Ducheſſe d'Eguillon (laquelle nommer c'eſt inſinüer en meſme temps dans l'eſprit de mon Lecteur toutes les vertus celeſtes) ils furent en ſuite par ſon ordre concertez avec Monſieur Pelot, qui fut chargé d'en faire ſon rapport à Monſeigneur le Cardinal de Lyon grand Aumoſnier de France : Lequel, comme il s'eſt touſjours montré grandement affectionné à faire ceſſer les deſordres qu'il a trouvez en la police des pauvres, en loüa le deſſein, ainſi qu'il a touſjours fait mes propoſitions tendantes à leur ſoulagement : dont l'execution n'a eſté retardée que par la faute des fonds. Pourquoy joindray-je à cette authorité celle de Monſeigneur le Chancellier ? puis que tout le monde eſt teſmoin du puiſſant ſecours dont il a depuis cinq ans ſoulagé l'incommodité des sujets du Roy par les Arrests du Conseil donnez sur mes memoires, & de la grande charité qu'il a tesmoignée au soulagement des pauvres malades par les Lettres patentes cy-dessus dattées qu'il m'a fait seeller pour la preparation de leurs remedes. Et Monseigneur de Noyers parmi les grandes affaires de la France qui le laissent respirer à peine dessous leur faix, a trop cette charité en recommandation, pour avoir oublié les articles que je luy dressay il n'y a pas long temps par le commandement de Son Eminence pour le mesme réglement, que je commançois par l'employ de tous les pauvres valides de cette ville & fauxbourgs: qui devoient, entre autres œuvres publiques, nettoyer les ruës & estre entretenus en partie des deniers qui se levent pour les bouës. Ie n'aurois jamais fait si je voulois icy nommer tous les autres qui se sont emploiez en cet œuvre pieux à ma sollicitation: Dont j'ay bien pû semer & arrozer les graines: mais c'est à Dieu à leur donner accroissement. Ce qui a dépendu de mon industrie, c'est d'en avoir recherché les ouvertures, fait approuver les propositions par tous les Commissaires qui m'ont esté donnez, en avoir fait expedier plusieurs Lettres patentes & Arrests, & constamment sollicité, comme je fais encor à present, leur execution: & quand mes parties demandent pourquoy l'effet que je me propose ne s'est pas ensuivi; la réponce est que j'ay esté traversé par des gens de leur estoffe, aussi portez à leur proffit particulier & aussi peu amateurs du bien public & des pauvres comme eux. C'est ce qui en a retardé l'effet: & ils ont aussi bonne grace dans les souhaits qu'ils font de voir reussir

mes deſſeins pour les pauvres, tandis qu'ils les empeſchent, comme avoit l'Empereur Charles V. de faire des proceſſions pour demander à Dieu la liberté du Pape lors ſeant que ſes Generaux d'armée tenoient priſonnier à Rome. Mais qu'eux & tous les autres ennemis des pauvres & de la Charité ſçachent qu'ils perdent leur temps, & que Dieu m'ayant fait la grace d'avoir déſja veu accomplir vne grande partie des propheties que je promettois au public de l'adminiſtration de cet incomparable Prince de l'Egliſe dans ſon éloge il y a dixſept ans, la France en ſon temps verra le reſte: dont le réglement general des pauvres fait vne grãde partie. Et que celuy qui eſcrit pour eux
p. 10. l. 14. ne face point le plaiſant en m'offrant les petites maiſons pour y exercer ma charité: il ne me les offriroit pas s'il y avoit des gages à partager, ſans ſervir, avec les Medecins qui les traitent, comme il fait avec ceux de l'Hoſtel Dieu. Et puis on s'étonnera dequoy il ſe trouve tant de Medecins du Roy, *ad honores*? comme il dit: puis qu'il y a bien des Medecins de l'Hoſtel-Dieu qui reçoivent paye ſans rendre ſervice.

Son plus fort & dernier retranchement eſt qu'il y a,
p. 13. l. 18. ce dit il, des Medecins de ſon Corps dans tous les Hoſpitaux, Monaſteres & Religiõs de cette ville, & qu'ils font cette charité eux meſmes; qui eſt autant que ſi l'on deffendoit de donner l'aumoſne, pource qu'on la donne aux Hoſpitaux, Monaſteres & Religions: Au lieu que comme la miſere & neceſſité, ſur tout celle des maladies qui eſt la plus grande, vient d'infinies cauſes, leur ſoulagement ne ſçauroit auſſi venir de trop de lieux. Il eſt poſſible en la meſme peine qu'Alexandre

lexandre, qui craignoit que son pere ne luy laissast rien à conquerir : Il craint qu'il ne luy reste pas tousjours assez de pauvres à soulager en leurs necessitez.

Cette crainte ne s'accorde guére avec la cruauté qu'il pratiqua il y a quinze ans envers dix pauvres malades de fiévre continuë dans l'Hostel-Dieu : lesquels ayans esté guéris par vn reméde que je leur donnay, pource qu'ils s'en loüoient, & luy dirent qu'ils s'en portoient mieux que de ses ordonnances : bien que pour leur foiblesse ils fussent encor incapables de se soustenir : Il se souviendra qu'en haine de cette parole, il les fit mettre à la porte des le lendemain : leur reprochant, que puis qu'ils estoient guéris, ils devoient faire place aux malades : & se souviendra encor que cette inhumanité m'ayant donné sujet de l'en blasmer, au lieu de me respondre, il me demanda le reméde. Faut-il s'étonner que celuy qui commance par chasser les pauvres infirmes de l'Hostel-Dieu, finisse par la guerre qu'il fait à ceux qui les veulent guérir ? Ce sont là des actions *du More au Turc, & du Turc au More*. Voire ces nations, que nous appellons barbares, font honte à cette inhumanité, ayans des Hospitaux mesmes pour les chiens, & ce maupiteux ne veut pas souffrir ceux qui consultent pour les maladies des pauvres Chrestiens, *Qui dat pauperi non indigebit sed qui despicit deprecantem sustinebit penuriam. Proverb. 28.* C'est pourquoy le fleau de nos pauvres malades doit bien prendre garde que la grande aversion qu'il a contre eux ne soit point cause de la modicité de ses biens, dont la fortune luy a fait petite part, & conforme à sa naissance : & comme dit de luy vn de ses compagnons, *Pauperculi natales, neglecta vitæ lex su-*

verbum animum ventri, vt saxo Sysiphum alligarunt: Ajoustant *pallet ille non cumini sed vini potu, non vigiliis sed fumo.* Voire il n'a pas beaucoup accreu ces biens par son industrie; Ce que d'aucuns rapportent au malheur presque inséparable de ce peu de cures qu'il entreprend: d'autres, à son humeur altiere & dédaigneuse, qui luy acquiert la haine de tous ses compagnons, & luy fait souvent laisser aller des paroles qui ne peuvent estre prises que pour des pierres d'attente d'vne premiere charge: pour à laquelle parvenir, il faut estre plus capable, plus homme de bien & moins malfaisant que luy: sur tout à ceux qu'il abuse du titre d'amis, pource qu'ils s'en défient le moins: Aussi pour preuve de l'estime en laquelle il est, il se doit souvenir que la Reine d'Angleterre s'offença de la seule proposition qu'il luy fit faire de l'aller servir: Mais il est du rang de ceux dont parle l'Æscriture, qui ne se lassent point de souhaitter, estimant que tout luy doit aussi bien succéder comme la trahison qu'il fit à vn ancien Doyen de ses compagnons qui s'estoit fié en luy, lequel il despoüilla devant sa mort.

Mais encore que je ne foüette cet homme que sous la custode, ou masqué comme on fait en Espagne: si est-ce que je prie ceux qui le cognoistront à ses livrées, d'admirer ici derechef son éfronterie, à nier *que*
p.16.l. 25. *son Escole ait censuré ceux de son Corps qui se trouvoient à nos Consultations charitables* : veu que leurs decrets font foy du contraire: Et si cela est, pourquoy donc n'ont-ils pas continüé d'y venir, & pourquoy ne s'y trouve-t'il pas luy mesme? Voire, pourquoy ont-ils eu intention de chasser de leur Corps deux de mes enfans qui en sont partie, autresfois de mon consen-

tement, mais aujourd'huy à mon grand regret tant qu'ils auront pour compagnon l'autheur de ce libelle : Et ce tant seulement pource qu'ils sont enfans de celuy qui exerce la charité ; que ce Timon entreprend non seulement d'appeller vne faute, mais sa folie dégenérant tout soudain en manie, il allegue à ce propos, par l'authorité, dit-il, d'vn grand homme d'Estat qu'il n'ose nommer, *parentum scelera filiorum pœnis lui* : & comme si secourir les pauvres malades pour l'honneur de Dieu, estoit faire la guerre à sa patrie, dit que *sans le respect qu'ils portent à Son Eminence, ils auroient droit de fermer à mes enfans la porte de leurs Escoles* : *Non tam vlciscēdi causa, quam vt & in præsens scelerati cives ab impugnanda patriâ deterreantur, & in posterùm documentum statuatur ne quis talem amentiam velit imitari*. Paroles qui suffisent pour montrer le tort que ceste Escole se feroit d'avoüer la plume de ce furieux, & la luy laisser entre les mains ; & quelle sagesse on doit attendre de la bile eschauffée dans ce frenétique cerveau, qui appelle crime la charité, criminels & traistres à leur païs ceux qui l'exercent, & qui veut châtier exemplairement leurs enfans, pour empescher les autres d'en faire autant : Tout cela escrit & dedié à Son Eminence, au mespris des loix divines & humaines, par lesquelles elle prit la peine de censurer de vive voix ceste injustice pedantesque.

p. 17. l. 4.
p. 26. l. 26.
p. 17. l. 19.

Comme l'accez de la fiévre chaude ne laisse que de la foiblesse à son malade, mon fanatique ne sçait plus où il en est, & semble vouloir rendre les armes par la lascheté de ses raisons. Tantost il fait semblant de douter d'vne verité toute notoire, que je donne *de l'argent aux pauvres pour executer nos Con-*

p. 17. l. 14.

sultations charitables: Tantost, se souvenant que le premier mois de mes Conferences, & avant que j'eusse fait faire des bancs pour la commodité de la compagnie, la foule y faisoit transporter &
p. 17. acheter des sieges, il me reproche *que je fais payer*
l. 20. *ces sieges comme on fait aux Comediens.* Il se trompe, c'est comme on fait au Sermon: dequoy les Prédicateurs & moy nous faisons aussi riches les vns que les autres. Il devoit aussi ajouster vne plainte au public, dequoy ses leçons, aussi fades que sa couleur, bien qu'il les donnast pour rien, estoient encore trouvées trop chéres par trois ou quatre malotrus d'auditeurs: au lieu que ces Conferences qu'il mesprise tant, obligeoient la foule des honnestes gens, à qui le lieu est tousjours trop estroit, à y faire retenir & acheter des
p. 17. sieges. Tantost il blasme les divers vsages du Bureau
l. 23. d'Adresse; trouvant à redire que cette commodité publique & generale ait quelques jours & lieux aussi bien destinez au commerce des choses necessaires à la vie & à la santé des corps, comme à celuy des esprits. Il chassera sans doute vn de ces jours par la mesme raison tous les Libraires & les Merciers du
p. 17. Palais, sous ombre que l'on y plaide. Tantost il blas-
l. 29. me les charitez du Bureau d'Adresse, *pource*, dit-il, *que ce Bureau a declaré ne se vouloir charger d'aucuns deniers dont l'on voudroit faire aumosne aux pauvres.* Comme si la declaration de vouloir laisser aux personnes pieuses & charitables la connoissance de l'employ qui sera fait par eux-mesme de leurs charitez, ainsi qu'il s'observe à l'endroit de nos pauvres malades, ausquels les Apothiquaires & autres destinez à ce bon œuvre hors le Bureau, portent leurs remedes & bienfaits, m'empes-

choit

choit de pouvoir conſacrer à Dieu, en ſes membres, mon temps, mon induſtrie, ma peine & tout le profit qui en peut venir, & qu'il ne me fuſt pas permis & aux Medecins, Chirurgiens & Apotiquaires qui ſe ſont voüez à cette charité, de ſecourir de l'argent de leur bourſe & de celuy qui leur revient par ce travail, les pauvres malades qui leur ſeront adreſſez par le Commis dudit Bureau : ſous ombre que pour lever tout ſoupçon, ce Commis ne ſe voudra charger d'aucuns deniers. Quelle Logique! Le Bureau ne ſe charge d'aucuns deniers: Donc il ne ſera pas licite aux Medecins de viſiter les malades qu'il leur adreſſera, & departir comme ils font eux-meſmes leurs aumoſnes à ces malades ?

La dénegation qu'il fait en ſuite que j'aye autre- p. 18.
fois conſulté avec ceux de ſon Corps, apres le raport l. 18.
que je fais de Conſultations ſignées des principaux d'entr'eux, eſt ſi ridicule ; qu'au lieu de la réfuter, comme je pourrois faire par le teſmoignage de plus de cinq cens familles & de la pluſpart des Chirurgiens & Apothiquaires de Paris, j'employe cette dénegation d'vne verité ſi claire pour confirmer de là le manque de bonne foy qui ſe trouve en tout le reſte de ſon
diſcours: Sa reſpõſe, *que i'y ay appoſé mon ſeing apres le leur,* p. 18.
n'ayant pas eſté de la Conſultation, n'eſt pas admiſſible, l. 25.
puis que le corps eſt eſcrit de ma main : le propre de ces Meſſieurs eſtant de ſe deſcharger le plus qu'ils peuvent de peine ſur les autres. Auſſi s'en rétracte-t'il in-
continent apres, diſant que *ſi i'ay eu cette liberté de fai-* p. 18.
re la Medecine avec eux avant mes Conſultations charitables, l. 31.
j'ay eſté tres-mal conſeillé de les commancer : veu qu'en ce faiſant je ſuis décheu de ce beau Priuilege : Pour lequel il ajouſte

que je ſuis preſt de renoncer à toutes mes Conferences. Et moy je luy declare, que j'ay tousjours crû faire autant d'honneur à ceux de ſon Corps, de conſulter avec eux, comme ils croyoient m'en faire, & que je ne ferois pas banqueroute à ma Charité envers les pauvres malades, pour toutes les prérogatives imaginaires de leur Eſcole. De ſorte que ſi nous eſtions auſſi preſts de nous accorder ſur noſtre procez comme ſur ce point, nous n'aurions que faire de Iuges.

C'eſt donc vne extravagance de s'eſcarmoucher apres l'examẽ des raiſons du refus qu'il ſe propoſe me devoir faire de ce que je ne luy demãde pas. Ces raiſõs ſont trois La premiere eſt, dit-il, la deffẽce portée par le 59 article de la reformatiõ de l'Vniverſité de Paris,
p. 19. en ces mots: *Nullus Lutetiæ Medicinã faciat niſi in hac Me-*
l. 8. *dicorũ ſchola Licentiã aut Doctoratũ ſit aſſecutus, &c.* A quoy la p. 18. l. 1. de mon Factum ayant ſatisfait par la loy, *Res inter alios acta* : *Qui oſte tout credit à ce qui eſt fait ſans parties ouyes : eſtant prealable d'appeller les Medecins de Montpellier, dont il y a eu tousjours bon nombre à Paris, avant que de pouvoir rien ordonner à leur prejudice*: Et d'ailleurs, luy ayant mis en fait, *Qu'il eſtoit évident par la ſeule lecture de ces mots*: *Niſi in hac Medicorum Schola, Que c'eſtoient les Medecins de Paris qui avoient fabriqué eux meſmes l'article de cette pretenduë reformation*: C'eſtoit au defenſeur de l'Eſcole d'y reſpondre; & ne l'ayant pas fait, il reconnoiſt aſſez qu'il eſt mal fondé en cette premiere raiſon.

p. 19. La ſeconde eſt, vn tiſſu d'impertinences & d'ine-
l. 27. pties pueriles: l'humeur fallotte de cet eſcrivain ſe portant à me reprocher, que je fais en perſonne tous les exercices & trafics auſquels le Bureau d'Adreſſe

aporte de la commodité; sous pretexte que j'en ay esté l'inventeur, & que ceux qui l'exercent le tiennent de moy : y ayant aussi peu de raison de m'accuser de loüer des valets, affermer des terres & exercer toutes les autres dépendances de ce Bureau : comme de dire qu'vn Président qui seroit proprietaire d'vn étau de boucherie, où sur le fonds duquel seroit crû le vin qui se vend mesmes chez luy en détail, seroit boucher ou tavernier. Par la mesme raison on peut appeller cet escrivain palefrenier, pource que son valet pense vn cheval chez luy. Est-ce pas là dequoi me dire, cõme il fait, *ex vltimis negotiatoribus*? C'est mer- *p.20.l.4.* veille qu'il ne me fait aussi faire tous les ans deux ou trois voyages en Poitou pour y façonner mes vignes & labourer mes terres?

Cet esprit grossier est bien loin du sentiment des anciens qui mettoient au rang des Dieux tous les inventeurs des choses vtiles : Dont la pratique estant toute separée, & n'appartenant qu'à des Commis : Lors que mes enfans se présentérent pour estre admis en son Corps, voyans que quelques esprits mal-faisans prenoient sujet d'vne pareille ignorance ou malice à celle de cet escrivain, pour leur en interdire l'entrée, & vanger par ce moyen leur passion sous vn faux pretexte, ils en donnérent vn éclaircissement à cette Escole, par la déclaratiõ qu'ils luy firẽt, qu'ils ne se mesloiẽt point & ne s'estoiẽt jamais meslez, non plus que moy, des negotiatiõs dudit Bureau. Non pas qu'elles ne soient toutes honnestes & licites; mais pource que là, comme dans nostre corps, les parties nobles & les facultez princesses sont separées & distinctes des autres qui les servent. Toutesfois puisque la haine de ces malveillans, ou la ſuppoſition de ce perſonnage, font mine de vouloir donner vne autre feüille à cette déclaration, comme ſi mes enfans euſſent par là renoncé à quelqu'vne de mes actions: ayant notable intereſt que mes ennemis n'abuſent point de cette déclaration, laquelle en ce cas me ſeroit & à eux injurieuſe: je proteſte de me pourvoir alencontre, & en demander le raport.

La troiſieſme raiſon ſur laquelle eſt fondé leur refus de ce que je ne demande pas, eſt pource qu'ils me trouvent, diſent-ils, ignorãt en la Medecine. Et moy, comme l'ignorance eſt la mere de l'étonnement, j'admire mon examinateur, & le trouve des plus ſçavans: Non pas, à la verité, en Philoſophie: il raiſonne trop mal: Non en Medecine, il n'en a que l'écorce: le jugement, qui en eſt la principale piece, luy manque: mais c'eſt en l'art de deviner. Car n'ayant jamais eſté interrogé par lui ni par aucun des ſiens:
p. 18. N'ayant, s'il dit vray, aucun d'eux jamais conſulté
l. 18. avec moy: Comment peut-il ſçavoir ſi je ſuis ignorant en Medecine ? & toutefois il l'aſſeure conſtam-
p. 21. l. 2. ment. C'eſt, dit-il, *que depuis trente-ſix ans qu'il a eſté receu Docteur, il a fait toute autre eſtude que la Medecine.* Ce qui reſte en vie de Medecins fameux du Poitou, où j'ay paſſé la moitié de ce temps, diront ſi j'avois quelque employ: voire, ſi ma réputation eſtoit mediocre en cet art. Ce que j'aurois mauvaiſe grace d'alléguer, ſans l'exemple de l'Apoſtre S. Paul, lequel ſe garentit du meſpris que l'on faiſoit de luy par le veritable recit de ſa vie: I'ay encor pour teſmoin du commancement de la mienne tout le Loudunois & la Nobleſſe d'alentour, où s'étendoit l'exercice de ma charge. Ie ne parle-

ray

ray point de mes degrez , puis qu'ils demeurent d'accord *que j'avois lors de la suffisance*. Ie n'avois toutesfois que dix neuf ans. C'est pourquoy sçachant que l'âge est necessaire pour authoriser vn Medecin, j'employai quelques années dans les voyages que je fis dedans & dehors ce Royaume, pour y recüeillir ce que je trouverois de meilleur en la pratique de cet art: que je vins exercer dans Loudun ma ville natale : où je rendis ma jeunesse recõmandable par mon assiduïté, employant le relâche que me donnoient les malades, à de frequentes anatomies, à la connoissance des simples, & à la préparation des remedes plus curieux, comme le tesmoignent les livres que j'en donnai lors au public : voire j'ay encores pardevers moy les Commentaires & Iournaux des observations tresparticulieres de plusieurs années de mes pratiques de la Medecine que je n'interrompis sinon par la grande multitude de malades, qui m'empescha d'en pouvoir plus tenir registre, auquel succéda celuy de mes conseils donnez sur les maladies, plus remarquables que je continuë encor à present, & duquel j'espere de tirer vn jour, ou les miens apres moy, dequoy justifier de mes soins à illustrer ce bel art; que j'exerçai avec vn tel aplaudissement de mes concitoyens, qu'il n'y eut rien que l'affection qu'ils me portoient qui m'empescha de les quiter & venir demeurer à Paris des l'an 1612 : auquel mon soin particulier au secours & traitement des pauvres, par où j'ay commancé & desire finir de mesme, furent cause de l'honneur que je receus du Roy d'estre mandé exprez de cette province éloignée , pour seconder la pieté de Sa Majesté en ce bon œuvre. Vray est qu'ayant esté des mon

p. 2. l. 26.

enfance porté à la recherche des inventions vtiles au public, & m'estant rencontré du mesme sentiment duquel a depuis esté le R. Pere Condran General des Prestres de l'Oratoire, & plusieurs autres: qu'il y avoit quelque methode plus briefve que la commune pour l'instruction des enfans, j'en donnai les regles à vn mien frere; qui les pratiqua en compagnie de quelques autres avec tel effet, que le profit qu'il en remporta en fort peu de temps surpasse toute creâce: dont se trouvent encor les actes publics, que je puis faire voir aux curieux. Ce qui donna sujet à quelques-vns de mes amis de me prier que leurs enfans étudiassent sous mesmes Regens que les miens, quand ils furent en aage d'apprendre, & le firent sous les meilleurs maistres que je leurs pûs choisir: c'est à eux à montrer s'ils y ont profité. Tout ce que dit nostre imposteur outre cela est extrait de mauvais memoires, & qui se trouvent faux en leurs dates & en toutes leurs autres circonstances. Car je ne suis point venu p.21.l.8. demeurer à Paris en l'an mil six cens vingt, ni de plus de quatre ans apres: Iamais les enfans du sieur Galet n'étudiérent avec les miens à Loudun, comme il dit; Ie ne vins point avec eux: & tout son narré est vne supposition de la nature du reste de son discours.

Voila vne partie de ma vie; voici l'autre, pour l'empescher de faillir si souvent, comme il fait, contre la verité. Ma charge de Commissaire general des pauvres m'obligeant à l'executer, je pris enfin resolution d'en venir poursuivre l'exercice. Ie laisseray à dire à tous les Loudunois s'ils ont supporté mon éloignement avec quelque regret. Ce que j'ay fait à Paris en la Medecine trouvera possible aussi quelques voix

favorables: Mais cependant il y a grande apparence que ſi ce juge des capacitez d'autruy diſoit vrai, & que je ne puſſe, non plus que lui, parler Latin vn quart d'heure ſans faire dix ſolœciſmes, je n'aurois à preſent rien à démeſler avec ceux de ſon Corps: qui n'euſſent pas tant redouté les Conſultations d'vn Medecin ignorant, comme ils montrent les apprehender. Ils ne craindroient pas que *j'elevaſſe vn nouveau baſti-* p. 25.
ment en oſtant les lumieres de leur Faculté, qu'ils appellent *la* l. 30.
plus floriſſante de l'Europe: Ils ne m'ataqueroient pas, non plus qu'vne infinité d'Empyriques, & de perſonnes ſans nom, que l'ignorance met à couvert de leurs troubles. Toutefois il ne veut pas que je puiſſe avoir veu vn livre en Medecine durant trente ſix ans; ayant, ce dit-il, *pourſuivi avec toute ſorte de diligence ma Commiſſion* p. 21.
des pauvres. Me voila donc deſormais honneſte hom- l. 10.
me, & digne de loüange par ſon teſmoignage propre: puis qu'il me reconnoiſſoit n'aguéres tel ſi je m'eſtois bien employé pour les pauvres. Il me reſſouvient de ce matelot qu'vne vague jetta dans la mer où on le croyoit perdu, quand vne autre vague le repouſſa ſain & ſauf ſur le tillac: Pour me faire perdre le pouvoir de ſecourir les pauvres, je n'avois point tantoſt travaillé pour eux: & maintenant, pour me faire trouver ignorant en la Medecine, j'ay exercé fort diligemment ma Commiſſion des pauvres. Mais quand ie ferois auſſi bien en perſonne toutes les différentes functions qu'il m'atribüe, comme d'autres les font pour moy; tousjours, afin de m'arguer par là d'ignorance en la Medecine, faudroit-il voir comme je m'en acquiterois, & je ne crains point cet examen.

I'en ay rendu la raison dans la 6 & 7 page du mesme Inventaire des Adresses: où je disois, que *de petits avortons d'esprits*, comme celuy qui m'appelle ignorant, *à peine capables d'vne seule chose, jugeans des autres par eux mesmes, blâmeroient la diversité de mes emplois, voyans que mes veilles & l'habitude que j'ay prise dés mon enfance à l'assiduité du travail, me donnent assez de temps pour exercer ma profession de la Medecine avec honneur, & pour faire plusieurs autres choses vtiles au public; faute de sçavoir la longueur d'vn jour naturel ménagé d'vn bon ordre, dont les jeux & les divertissemens sont les choses qu'ils censurent.* Aussi ne faut-il pas demander *quàm multa sed quàm bene*? Ceux qui s'amusent à joüer & à boire comme vous, Monsieur le Censeur, trouvent que leur temps tient de la nature de cet instrument que les Mechaniques nomment Happevillain, qui devient plus estroit en le haussant: Le moindre employ est trop grand pour eux. Et puis il ne faut qu'vn petit accident pareil à l'entrechat que vous fistes sautant en sotane par gageure que vous perdistes dans la ruë S. Bon entre trois placets, à dix heures du soir, pēdant la chaleur d'vne débauche, pour vous faire tomber à la renverse, vous froisser le corps, & blesser grievemēt au bras, & vous faire en suite long temps garder la chambre. Ceux, au contraire, qui ont partagé tout leur temps à de meilleurs & plus honnestes exercices, fussent-ils aussi nombreux comme vous dites que sont les miens, *qui ne me laissent pas*, dites-vous, *quelques momens entiers pour les necessitez de la vie*, trouvent ces occupations aussi faciles comme les fonctions de la nature, en laquelle leur habitude insensiblement se trouve changée: & comme cette nature, en mesme temps attire, retient, cuit, chasse, fait du sang & des esprits differans

p. 22. l. 10.

differans, se nourrit, s'accroist & fait toutes ses autres fonctions diverses, sans que l'vne trouble l'effet de l'autre: cette habitude en fait de mesme & beaucoup mieux, pource qu'elle ne s'attache qu'à vn objet à la fois: Mais vous n'en sçauriez faire autant; Ie le croy bien: Vostre esprit est de ces petites cruches qui ne sont pas capables de tenir plus d'vn verre de liqueur, au lieu que les autres en tiennēt des seaux tous entiers, & ne sont pas encores plaines. Cessez donc de me faire le mesme reproche qu'on faisoit autrefois, pour la mesme varieté d'étude à Celse, Fracastor, Cardan, Scaliger, & tant d'autres grands Medecins, ausquels je me conforme le plus que je puis. C'est à quoy vous deviez respondre, puis que vous aviez le livre en main où j'avois déduit nettement ces mesmes raisons de la varieté de mes emplois, & que vous alleguez si souvent ce mien livre contre moy: & non pas faire capital des choses qui y sont si clairement refutées. Prenez donc garde que vous ne meritiez mieux que moy d'estre l'Ardélion de Martial: Car il entend par ce mot, non celuy qui fait beaucoup de choses, mais qui les fait mal: & vous faites mal la Medecine, pource que vous la sçavez mal: vous parlez mal Latin: vous n'escrivez pas mieux en François (ce qu'il y a de periodes quarrées en vostre libelle ayant esté corrigé par l'Avocat que vous sçavez, & n'y ayant rien du vostre que la matiere & les injures, aucunes desquelles il a mesmes effacées malgré vous:) vous servez mal vos amis: vous faites mal vos parties: vous sautez mal: estes-vous donc pas l'Ardelion de Martial, & non pas moy?

Mon introduction des Gazettes en France, contre

lesquelles l'ignorance & l'orgueil, vos qualitez inséparables, vous font vser de plus de mépris, est vne des inventions de laquelle j'aurois plus de sujet de me glorifier, si j'estois capable de quelque vanité outre ce qu'il en faut pour vne juste defense; & ma modestie est desormais plus empeschée à recuser l'aplaudissement presque vniversel de ceux qui s'étonnét que mon stile ait pû suffire à tãt escrire à tout le monde desja par l'espace de dix ans, le plus souvent du soir au matin, & des matieres si differentes & si épineuses comme est l'histoire de ce qui se passe au mesme temps que je l'escris : que je n'ay esté autrefois en peine de me defendre du blâme auquel toutes les nouveautez sont sujetes. Voulez-vous sçavoir en quoy je manque le plus & quelles fautes me sont les plus griefves ? C'est qu'autant que ma plume a receu de pouvoir d'estre la greffiere de l'honneur & de la reputation des armes du Roy, & de celle de tant de Seigneurs & personnes de merite, dont le débit est la plus difficile chose du monde : autant se reconnoist-elle inegale & impuissante de s'en acquiter dignement. Et quoy ? tous les meilleurs esprits de la France se trouvent assez empeschez à descrire dignement les conquestes & les faits-d'armes inimitables de nostre Monarque tousjours victorieux : nostre langue n'a plus de mots pour exprimer la sagesse impénetrable, la constante vigueur, & les miraculeux effets des conseils divins de son premier Ministre : l'activité, la fidelité, & la valeur de ceux qui les exécutent. Tous ces excellens esprits reconnoissent la peine qu'ils ont, mesmes apres des années revoluës, à expliquer tant de merveilles : & je les pourrai dignement exprimer dans le mesme jour

qu'elles paroiſſent? je n'eus jamais cette préſomption. C'eſt là où j'ay beſoin d'eſtre ſupporté: C'eſt là où je n'ay point de honte de reconnoiſtre mes deffaux; mais, devant les meſmes Divinitez qui ſeules en peuvent eſtre les juges. C'eſt à vous, petit avorton d'eſprit, à ne cõſidérer que les charactéres de mes œuvres: Il n'appartient non plus aux eſprits lourds, comme le voſtre, de juger de la difficulté de mes ouvrages, qu'à ce cuiſtre de Collége voſtre ancien compagnon d'office, qui ne pouvoit ſe perſuader qu'Ariſtote fuſt difficile, veu qu'il le liſoit tout courant. Vray eſt qu'il ne faut plus rien trouver étrange d'vn homme qui applique ſi mal les mots aux choſes, qu'il me blâme d'avoir p. 22.
lâchement abandonné la Medecine dans le meſme l. 22.
libelle qu'il fait contre moy en haine de ce que ie l'exerce pour les pauvres: afin, dit-il, de m'inſinuër p. 26.
dans cette ville à ſon préiudice. Car celuy qui exerce l. 18.
la Medecine pour les pauvres afin de s'inſinuër dans Paris au préiudice des autres Medecins, ne peût avoir abandonné la Medecine: Et ſi je l'avois abandonnée vous ne m'en blâmeriez pas, veu que vous dites que c'eſt pour me la faire abandõner que vous m'avez mis p. 5.
en procez, & que c'eſt là le fonds de noſtre diſpute. l. 12.

Noſtre ſauteur appuye auſſi mal les ordonnances que les Medecins de ſon Corps font en François, qu'il a fait ſon pied ſur le placet qui le fit tomber. Car ſouſtenir que ces receptes en François n'ont pas eſté introduites en haine des Apothiquaires, c'eſt démentir tout Paris, qui ſçait le contraire, & qu'il n'y a pas encor vingt ans qu'vne ordonnance en François ſignée d'vn Medecin, y eſtoit des plus rares: de ſorte qu'il faut que les Medecins de l'Eſcole de Paris ſoient plus ſages ou plus gens de bien que tous leurs prédeceſſeurs, ce que l'on aura de la peine à croire : ou plus ingenieux qu'eux à ſe vanger des Apothiquaires, ce que l'on croira aiſément. La Bible que les femmes huguenotes liſent en François, & qu'on allégue pour vn argument contre moy, ſervant d'exemple convainquant pour faire avoüer combien il eſt dangereux de commettre l'explication des choſes importantes à ceux qui les ignorent, comme aux femmes la Theologie & la Medecine.

Les mots, dites-vous, n'ont pas plus de force en vne langue qu'en l'autre: N'ordonnez donc pas pluſtoſt en François qu'en Latin, & puis que les mots, qui eſtoient indifferens, ont eſté déterminez par l'ordre eſtabli de vos majeurs d'ordonner en Latin ſeulement, & que faire autrement eſt apporter vne confuſion dans les profeſſions que vous ne voulez pas ſouffrir en la voſtre, ſi vous voulez qu'on croye que c'eſt avec raiſon que vous empeſchez que tous n'exercent pas indifferemment la Medecine, ne ſervez pas les premiers d'inſtrument pour faire que tous exercent indiſcrettement les parties d'icelle, l'vne deſquelles eſt la Pharmacie. Ou ſi vous trouvez raiſonnable, comme vous dites, *de ne conſiderer point les* p. 24. l. 16. *Apothiquaires, mais l'vtilité & la commodité des malades, non pour avilir la Medecine, mais pour la rendre familiere*, ne trouvez pas mauvais que l'on ne vous conſidére point auſſi au préjudice de l'vtilité & de la commodité des malades, & ſur tout des pauvres: non pour avilir la Medecine, mais pour la rendre familiere cõme nous faiſons à l'endroit de ces pauvres malades, que nos Conſultans charitables reçoivent dans leur ſein. Ie

ne veux

ne veux pas tout contester à vostre exemple. Vous avez raison de dire que la Charité & la Iustice doivent marcher ensemble: puis donc que vous professez la Charité faites luy justice & vous la faites à vous-mesme. Vous trouvez injuste le bien que nous faisons aux pauvres: pource, dites-vous, que ce bien là vous fait du tort, & que nos largesses & liberalitez se font à vos despens; Vous alleguez que la Charité ne doit point faire tort à personne : Mais quand pour vous authoriser dans les maisons & y regner seuls à l'exclusion des Apothiquaires & Chirurgiens, vous couvrez vostre interest particulier & vostre haine contre ces deux Corps du pretexte de cette charité, & que les Chirurgiens & Apothiquaires se plaignent que vous leur faites tort, & que vos largesses & liberalitez se font à leurs despens; vous repartez que vous ne les considerez point, mais l'vtilité & la commodité des malades. Est-ce la conjoindre la Charité à la Iustice? Ce que vous trouvez injuste en nostre Charité, sera-il juste en la vostre ? luy donnant mesme ce nom, duquel tous ne demeurent pas d'accord : plusieurs soustenans que le contrecoup de cette vengeance qu'on a voulu prendre des Apothiquaires, par la faute des remedes ou par leur mauvaise preparation cõmise à des ignorãs, a cousté la vie à beaucoup de personnes qui n'avoient point de part en ce differant : Ou chãgez donc de discours & faites justice aux Apothiquaires en exerçant vostre pretenduë Charité sans leur faire tort: ou ne blasmez point la nostre si nous vous imitons en ne vous considérans point, mais l'vtilité & commodité des malades : Sans nous arrester icy à vous faire voir qu'il n'y a point de comparaison

p.26.l.1. *p.26.l.8*

entre le tort que vous vous imaginez receuoir de nos Cõsultations charitables, & les griefs reels & dommages sensibles que vous apportez aux Apothiquaires.

p. 24. l. 23. Ce n'est pas que leur gain ou leur perte nous soit considérable, comme vous dites ; nous le montrons bien, ne leur faisans payer pour les pauvres que le juste prix de leurs medicamens, sans y comprendre leur peine qu'ils leur donnent : les pauvres ne s'en pouvans plaindre, puis qu'il ne leur couste rien de tous les deux, & laissans les autres en leur liberté d'en vser comme bon leur semblera. Nous ne prenons point aussi d'interest en la confusion que vous aportez par ce moyen, & que vous descouvrez avoir intention d'augmenter encore :

p. 24. l. 31. *Voulans*, dites vous, *desabuser ceux qui croyent avec moy que la preparation des medicamens doit estre reservée à d'autres qu'aux Medecins.* Adieu donc pour jamais à cette fois les pauvres Apothiquaires, si l'on vous en croid. Confusion telle que si l'on en faisoit autant en toutes les autres professions, entreprenant sur l'exercice de son voisin, & aprenant aux particuliers à se passer les vns des autres, la societé civile cesseroit. Ce n'est pas encor pour vous empescher d'avilir la Medecine, comme vous faites, & deperir enfin vous-mesme puisque vous le voulez bien, confessans que c'est *à vostre propre pre-*

p. 34. l. 31. *judice.* Mais c'est pour rendre vn chacun tesmoin qu'il ne faut que vos seules raisons pour vous condamner & vous convaincre de confusion, de trouble, de manque de Charité & de Iustice. Et c'est vne surprise trop grossiere d'inferer des livres que les Medecins illustres, dont vous parlez, ont traduit ou escrit en François de la Chirurgie & de la peste, afin que leurs œuvres fuſſent entenduës des Maiſtres & compagnons Chirurgiens, ordinairement employez à la traiter & qui n'entendent pas tous la langue Latine, que ces grands perſonnages vous donnent exemple par là de commettre le chois, la préparation & compoſition des remédes aux gardes & domeſtiques des malades, pour ignorans qu'ils ſoient. C'eſt vne choſe étrange qu'aucun ne voudroit prendre pour traitter ſon cheval celuy qui n'auroit jamais fait le meſtier de mareſchal, & on eſt plus circonſpect pour ſon cheval que pour ſoy-meſme. On ne croiroit pas les Medecins de l'Eſcole de Paris s'ils diſoient qu'il ne falluſt point de préceptes & d'experience pour appreſter les viandes, de la bonté deſquelles noſtre gouſt eſt le juge: & on les croid quand ils diſent qu'il ne faut point apporter de précaution & d'art à la preparation des médicamens, de l'vtilité ou de la nuiſance deſquels le gouſt ne peut juger : mais elles dependent entierement, & par meſme moyen noſtre vie, de la capacité & experience de l'artiſan. Neantmoins leur charité eſt telle qu'elle nous en fait rapporter à vn valet ou à vne ſervante qui n'en ont aucune connoiſſance.

Ayant abatu toutes ces défences de l'ennemi de noſtre Charité, tant ſoit peu de bonne foy le devoit faire rendre. Mais bien loin d'y penſer, il ſe vante de renverſer tout ce que, par maniere de digreſſion ſeulement & par accumulation de droit, j'ay dit en faveur des Medecins de Montpellier: n'eſtant pas abſolument neceſſaire pour le ſouſtien de noſtre Charité (qui eſt toute ma cauſe) qui leur ſoit permis de pratiquer la Medecine dans Paris pour toute autre sorte de personnes, & me devant suffire d'avoir prouvé, comme j'ay fait, que je suis bien fondé en la continüation de mes Consultations charitables avec eux : voire en la pratique de tous les autres moyens servans au traitement de nos pauvres malades. Toutesfois puis que ce bravache fait teste par tout, il luy faut respondre. Il commance mal pour faire bonne fin : C'est par vne fausse présuposition que les Docteurs de Montpellier qu'il apelle à la grand' mode, employent plus d'estude à obtenir leurs Licéces, que ceux de la petite mode; qui les acquierent, dit-il, avec fort peu de travail, & que ceux-cy n'y oseroient faire la Medecine. Il se trompe, il n'y a qu'vn mesme nombre d'actes & vne pareille capacité requise à tous les Docteurs de cette célebre Faculté : ils ont tous mesme droit d'exercer la Medecine dans ladite ville, & pour la pratiquer il suffit d'y estre Docteur : estant permis d'y demeurer, à tous ceux qui y ont pris leurs degrez. Ce qui trompe nostre escrivain est, que les Professeurs ordinaires du Roy ne pouvans suffire à présider à tous les actes qui se font dans cette Faculté, (pource que chaque Docteur en fait quatorze, sans comprendre l'acte du Doctorat, au lieu de trois seulement qui se font à Paris;) ils ont aggregé deux Docteurs de leur Faculté, pour leur aider : lesquels pour y estre admis ne font aucun autre acte d'agregation que de presider à leur tour : en considération de laquelle peine ils participent aux émolumens de l'Escole, desquels il ne seroit pas raisonnable de faire part à tous les autres pratiquans dans la ville ou ailleurs, qui ne prennent point cette peine. Les autres differen-

p. 26. l. 27. iusques à la p. 27. l. 20.

differences qu'y apporte noſtre écrivain ne ſervent qu'à faire rire de ſon ignorance ceux qui viennent de ce païs-là. Qu'il ſe deporte donc de cette erreur groſſiere, *que je n'aurois pas le pouvoir de faire la Medecine dans Montpellier*: Tous ſes Docteurs ont droit d'y pratiquer & par tout ailleurs, en vertu du pouvoir contenu en ces mots: *hic & vbique terrarum*: qu'il ſouſtient auſſi mal à propos ne leur conférer pas ce droit-là d'exercer par tout la Medecine: Pource que cette Licence, dit-il, de faire la Medecine par tout, eſt Apoſtolique. Il eſt ſi malheureux à raiſonner qu'il s'enſuit tousjours le contraire de ce qu'il veut inférer; aſſavoir, que cette Licence s'eſtend par tout, pource qu'elle eſt Apoſtolique. Car n'y ayant point de Roy dont la puiſſance s'eſtende par tout le monde: il n'y en a point auſſi qui puiſſe donner pouvoir d'exercer la Medecine par tout. Il n'y a que le Pape qui ait cette puiſſance. De ſorte que cette Licence s'eſtend par tout le monde, pource que les termes expres emportent ce pouvoir, & ils l'emportent, pource que cette Licence eſt Apoſtolique. Il allegue à cette meſme fin vne Lettre d'Edoüard ſecond Roy d'Angleterre, par laquelle il demande au Pape Iean XXII la meſme faveur pour les Vniverſitez d'Angleterre, que Boniface huitiéme avoit donnée à celle de France: à ſçavoir, *Vt omnes qui gradum Magiſtralis honoris in quacunque facultate aſſecuti fuerint, poßint vbique terrarum lectiones reſumere, &c.* De laquelle demande ce Roy ajouſte la raiſon: *Quia conſtat talem Apoſtolicæ diſpenſationis gratiam in Anglicani ſtudij redundare diſpendium, ſi Vniverſitas noſtra Oxon. cum prædictis univerſitatibus regni Franciæ in libertatibus & ſcholaſti-*

p.28.l.5

O

cis actibus non concurrat. Piéce de laquelle ce personnage peu judicieux n'a pas bien préveu la consequence, qui prouve encor diametralement le contraire de ce qu'il en veut induire. Car quel dõmage eust apporté aux Anglois la faveur que les Papes avoient faite aux Vniversitez de France de pratiquer la Medecine par toute la terre? si elle eust esté inutile à leurs Docteurs, & qu'ils n'eussent pas eu le pouvoir de faire la Medecine hors du lieu où ils eussent receu leurs degrez. En ce cas c'eust esté vne plainte bien mal fondée que celle du Roy d'Angleterre au Pape Iean: qui luy eust pû répondre, que les Docteurs des Facultez de France n'ayans point pouvoir de pratiquer dans les autres Vniversitez, celle d'Oxfort n'en pouvoit recevoir de dommage. Mais le fondement de sa plainte estoit, que tous les Anglois qui vouloient estre Docteurs en Medecine venoient prendre le bonnet en France, & principallement à Montpellier, comme j'y ay encores veu quelques Anglois & Escossois: lesquels transportans pour ce sujet d'Angleterre en France l'argent qu'il leur falloit pour l'obtention de leurs degrez & les frais de leur voyage & sejour: en espuisoient d'autát l'Angleterre, avant quelle eust pouvoir de faire des Docteurs pour en peupler ses Provinces: Ce qu'ils n'ont pas fait depuis si frequemment. Ie prie le deffenseur de l'Echole de Paris d'instruire icy mon ignorance, & m'apprendre comment il se peut faire que les Anglois vinssent prendre leurs degrez en quelques Vniversitez de France, en si grand nombre que l'Angleterre en ressentist le dõmage, & que le Roy d'Angleterre s'en plaignist au Pape, si cette Vniversité-là ne leur pouvoit pas donner le droit de pratiquer la Medecine en Angleterre, & si estant capable de donner ce pouvoir aux païs étranges elle ne le peut communiquer dans les lieux de l'obeïssance du Roy & dans son Royaume? Il est vray que l'authorité du Souverain y doit intervenir: non pour donner cette puissance de pratiquer par tout, puis qu'il ne l'a pas, mais pour approuver qu'elle ait lieu sur ses terres, & l'accompagner, comme il s'est tousjours pratiqué, d'immunitez des droits Royaux, tels que sont les Aydes & gabelles: lesquelles immunitez toutes seules ne sçauroient faire l'Vniversité, si ce n'est par souffrance aux lieux où le pouvoir du Pape n'est pas reconnu; comme en Allemagne, où les Vniversitez en vertu de l'authorité Imperialle cõmuniquent à tous les Docteurs le droit de pratiquer la Medecine indifferemment dans tous les lieux de l'Empire. De sorte que les deux conditions qui se trouvent necessaires à faire vne Vniversité en France, assavoir l'authorité qui donne la puissance d'exercer la Medecine par tout l'Vnivers (privilege qui semble luy avoir donné le nom d'Vniversité) & les immunitez des droits du Roy attribüez à cette Vniversité, se trouvans en celle de Montpellier, comme j'ay fait voir en mon Factum: Il s'ensuit bien que ses Docteurs ont le pouvoir de faire la Medecine par tout, & consequemment à Paris. Ce seroit à l'Eschole de Paris à montrer quelle en a autant, & ce par bons titres, sans lesquels la possession ne vaut & ne conclud jamais rien, notamment en fait de Medecins: lesquels pour n'avoir pas esté inquietez, soit durant qu'ils estoient Ecclesiastiques, pour la reverence de l'Eglise: soit depuis qu'ils ont esté sécularizez, pour le credit qu'ils avoient dans toutes les maisons qu'ils traitoient, n'en ont pas auiourd'huy plus de droit que le premier jour: Les choses dont le fondement est nul ou vicieux, autant en la Iustice qu'en la Medecine, ne se reparans jamais par le temps. Cette consequence qu'il tire de ceux qui ne se peuvent habitüer à Lyon & à Roüen sans y estre aggregez, bien qu'il n'y aye point de Faculté en l'vne ni en l'autre de ces villes, ne fait aussi rien pour Paris: Car il n'y a point de Docteur en Medecine qui ne se puisse aller habitüer par tout où bon luy semblera, & nous avons l'exemple tout récent du sieur de Claves que les Medecins de Roüen n'ont pû empescher d'y faire la Medecine. Vray est qu'ils refusent à quelqu'vns de consulter avec eux, s'ils ne sont agrégez à leur Corps & Collége. Mais ils ne les sçauroient empescher d'y pratiquer comme veulent faire à l'esgard des Medecins de Montpellier ceux du Collége de Paris, n'estans pas contans de ne les admettre point en leurs Consultations non plus qu'en leur Corps.

p. 31. l. 5. De laquelle consideration je me sens violemment tiré par vn article qui se presente au libelle dont il s'agit qui commance aussi impertinemment comme il finit malicieusement & avec vne calomnie & imposture signalée. L'impertinence est notoire en ce que Monsieur nostre maistre se mesle de cotter l'Evangile qui defend de faire ses aumosnes en public, ne voulant pas que la gauche sçache ce que fait la droite: D'où il prend sujet de me blâmer d'avoir publié nos Consultations charitables; ne craignant rien tant sinon que tout le monde en ait la cognoissance.

sance. Sans doute il ne croyoit pas que je me deusse trouver le jour de Pasques en ma parroisse, en laquelle & en toutes les autres Eglises & Monastères de Paris, ceux qu'on introduit me blâmans d'avoir parlé de nostre Charité ont fait prosner la leur, apres l'avoir affichée par tout, comme vous avez veu par la copie de leurs placards. N'ont-ils donc pas bonne grace de me blâmer de ce qu'ils font? si la publication de ce genre d'affaires merite du blâme : ce qu'il n'est pas aisé de croire, puis que l'intention de cette Charité demeureroit inutile si elle n'estoit sceuë. Et toutesfois est à remarquer, qu'alors qu'on me faisoit ce reproche de sonner la trompette pour faire sçavoir nostre Charité : il n'en avoit encor rien esté publié ni affiché, non pas mesmes jusques à present; & cependant il s'est tousjours trouvé plus de malades chez moy, où nos Consultations & charitez réelles ont esté nos seules affiches, qu'en leurs Escholes, apres toutes leurs affiches & proclamations, qu'ils appellent eux-mesmes hypocrites. Mais c'est ici que l'ac- p. 31.
cez reprend à nostre maniaque & luy fait vomir des l. 10.
impostures diaboliques : m'attribüant des paroles & des escrits, dont il importe grandement au public, que la verité soit connuë. Il avance *que j'ay dit en presence de gens d'honneur que je rüinerois l'Eschole de Paris: que jamais personne ne s'attaqua à moy que je ne le fisse repentir* : me fait dire, *que j'ay assez de crédit & d'authorité pour faire chasser de Paris une demie douzaine de Docteurs* : & pour la fin dit avec la mesme impudence & supposition, parlant de moy : *Il a escrit une lettre à un de nos Docteurs, que l'on produira quand il sera besoin, en laquelle apres mille injures qu'il vomit, il le menace de*

le rüiner & de luy faire donner des coups de baston. Comme les Philosophes disent qu'il y a des questions ausquelles il faut respondre : d'autres, dont il se faut moquer; mais des troisiesmes, qui meritent punition: Il en faut dire autant des calomnies. Quand cet homme, aussi mauvais Orateur que Medecin, renforçant d'injures la foiblesse de ses raisons, m'apelloit calomniateur, imposteur & médisant, j'y ai respondu: quand il m'a apellé sot & ignorant, je m'en suis moqué: Mais à present qu'il me met en fait des crimes noirs & punissables, je suplie tres humblement la justice du Roy & de Nosseigneurs de son Conseil, de s'informer au vray de la verité ou fausseté de cette accusation, pour faire chastier le calomniateur ou le coulpable: ne devant pas estre permis à la malice du premier imposteur qui le voudra entreprendre, de mettre en avant dès accusations de telle consequence sans preuves: ou s'il en a, estant raisonnable qu'il les produise. Et cependant admire le Lecteur, qui pourra estre desormais en seureté de la calomnie: puis que la charité envers les pauvres malades suffit pour la provoquer à mettre en avant des choses où je n'ay jamais pensé, qu'elle ne sçauroit verifier, & qui sont entierement éloignées de mon humeur: Aussi nostre charité, comme vous voyez, a elle d'assez fortes raisons & puissans moyens pour se maintenir, & martelle assez l'esprit de ses envieux sans qu'elle ait besoin d'employer d'autres armes.

Ce délateur, qui ne peut desormais éviter la peine deuë à sa calomnie, s'il ne me rend (comme il s'y oblige) convaincu par mon escrit, de ce qu'il entreprend de m'imputer aux yeux de Son Eminence, trahït sa cause par l'extravagance de son discours. Ie disois en passant dans la 6 p. l. 32 de mon Factum: *leur Corps, qu'ils appellent Faculté sans en faire voir les titres, comme je leur ay fait voir les miens; & jusques à laquelle communication ils trouveront bon qu'on leur tienne cette qualité en souffrance, &c.* A quoy, au lieu de ne s'arrester point non plus, s'il eust esté bien avisé, comme en vn mauvais pas & d'ou il ne pourra sortir: il répond m'apellant sot; *& qu'il n'attende pas,* dit-il, *que nous luy montrions d'autres titres de nostre institution que l'approbation vniverselle de tout le monde, nos regles, nos Statuts, nos privileges octroyez par les Rois, & verifiez en la Cour de Parlement, & les exercices, fonctions, & actes ordinaires que nous en rendons*: & neantmoins ne rapporte aucun de ces priviléges des Roys. Si l'Eschole ne paye son défenseur qu'à raison du service qu'il luy a rendu aujourd'huy, il n'a pas gaigné les trente sols qu'elle luy conte quand il a ordonné aux pauvres qui vont le consulter, la saignée, le son & le sené son grand secret ordinaire, qui le fait appeller du vulgaire Medecin de trois S: Aussi reconnoist-on ses ordonnances à cela, qu'elles sont toutes semblables pour hommes, femmes, vieillards & petits enfans: encor s'en acquite t'il mieux que de sa commission de scribe, qui doit estre desavoüé par son Corps, s'il ne se veut faire grand tort: Car cette approbation de son Eschole n'est pas vniverselle, puis qu'on luy conteste, & ne seroit qu'vne possession sans titres, qui ne suffiroit pas pour avoir droit de s'aller promener au Pré-aux Clercs: C'est pourquoy je ne m'étonne pas dequoy le Recteur de l'Vniversité luy en dispute la propriété. Les Facultez sont des institutions de droit escrit, &

p. 31. l. 29

p. 15. l. 24.

estroit, ausquelles toutes les conditions se doivent rẽcontrer, & le moindre deffaut les rend nulles: comme il se pratique aux testamens, aux donnations, & autres choses de mesme nature. Dont la raison est qu'elles apportent préjudice à d'autres par leurs privilèges. La principale de ces conditions & que nostre escrivain a n'aguéres posée pour fondement; est que la *Faculté & la Licence sont Apostoliques & non Royales, veu qu'autremẽt le Roy Edoüard ne l'eust pas demãdée au Pape, mais l'eust donnée de sa plaine authorité.* Or il demeure d'accord de n'avoir aucune fondation du Pape: & ce qu'il allegue des réglemens qu'ils ont faits par entr'eux & fait verifier en suite, ne suffit non plus pour leur donner droit de Faculté, que si quelque Seigneur que le Roy appelleroit son cousin dans ses Lettres, vouloit prouver par là qu'il est du sang royal, ou quelque autre tesmoigner sa fidelité & sa faveur en Cour, pource que le Roy le nommeroit nostre amé & feal, dans vn committimus de Chancellerie, sur lequel seroit intervenu Arrest.

p. 27. l. 25. & p. 28. l. 29.

N'a-t'il pas bonne grace apres cela d'appeller *Estrangers* de meilleurs François que luy? entre lesquels plusieurs sont originaires de cette ville, ce qu'il n'est pas, mais du païs dõt les clercs boivẽt mieux qu'ils n'escrivẽt. Et à quel propos va t'il parler d'vn procez que sõ Corps eut cõtre feu Mr de la Riviere premier Medecin du Roy pour empescher l'effet des Lettres, qu'il avoit, dit-il obtenuës, & qui ne faisoient rien au fait dont il s'agit? Ie leur disois en la p. 15. l. 31. de mon Factũ, que *depuis les inutiles efforts que la jalousie de leurs devanciers leur fit faire contre quelques vns il y a plus de 20 ans, ils n'avoient intenté aucune action pour ce sujet: que notamment les Docteurs* en

p. 30. l. 19. & p. 33. l. 2.

en Medecine de Montpellier estoient en possession immemoriale de faire la Medecine à Paris. Au lieu d'y respondre ils me vont chercher vn de ces memoires incorects dont j'ay parlé au commancement, dans lequel estoient désignez entre ceux qu'ils avoient attaquez pour ce sujet, les sieurs de la Riviére & Monginot, dont ils avoient laissé perir les instances, & disent simplement contre Monginot *que cela ne diminuë pas de leur bon droit, mais de la bonne foy de leurs parties.* p. 33. l. 17. Qui a jamais ouy dire que laisser perir vne instance diminüe de la bonne foy de la partie averse ? & contre le sieur de la Riviere, *qu'ils ont mieux aymé perdre la faveur des Medecins de Cour que de commettre vne injustice.* p. 33. l. 4. A les ouyr parler ils estoient les Iuges de la cause & non pas les parties. On les blâme de ce qu'ils n'ont pas épargné en leurs vexations ceux qui ont eu l'honneur d'avoir esté faits en suite premiers Medecins des Rois, & ils respondent qu'ils ne se soucient pas de perdre la faveur de la Cour. Aussi leur reproche-t'on qu'ils ont tousjours esté ennemis des premiers Medecins des Rois, & nous n'en avons que trop d'exemples.

Mais il n'y a que luy qui se puisse faire entendre s'il ne prend tous ses lecteurs pour des gens bien grossiers, quand pour se garantir de ce qu'on leur objette qu'ils se veulent rédre maistres de la vie des hommes, empeschans qu'aucun autre que ceux de leur Corps ne face la Medecine dans Paris : Il dit, *qu'ils n'ont encor jusques à present contraint personne de prendre plustost l'vn que l'autre de six vingt Medecins qu'ils sont.* p. 34. l. 1. Ie ne leur veux pas repliquer ce qu'vn personnage de merite leur dist vn jour en les loüant du grand sçavoir

qu'ils inspirent dans tous ceux de leur Corps: qu'ayans tous mesmes maximes, le moindre Bachelier est aussi capable que le plus ancien d'eux: I'ay meilleure opinion de quelques vns: Mais tousjours est-il vray que la pratique de Montpellier est bien differente de la leur, & partant qu'il y a plus à choisir entre les Medecins de Montpellier & ceux de Paris, qu'entre ceux de Paris seuls, fussent-ils encor trois fois autant. A ce compte les Commissaires du Chastelet, ausquels on les compare, auroient aussi bonne raison de dire, qu'aucun n'est obligé de se servir d'eux en leur charge, puis que le bourgeois peut choisir de leur nombre qui bon luy semble: Cuistre, on ne choisit pas ce qui semble bon à son goust quand la table n'est couverte que d'vne mesme sorte de viande, y en eut-il six vingt plats. Et ce que vous ajoustez n'est pas vray, que *quand vne douzaine de Medecins de Montpellier seroient admis à faire la Medecine à Paris, vous n'en seriez, eu égard aux malades, ni plus ni moins absolus maistres de leur vie.* Car ces malades ayans la liberté de choisir, se retireroient bien-tost de dessous la tyrannie de ceux qui ne leur plairoient pas, & par ainsi ils ne demeureroient plus maistres de leur vie: Il ne faut point avoir de sens commun pour raisonner comme il fait. Ie disois que pour eviter la contrainte qu'on veut introduire de se servir à Paris de Medecins ausquels on ne se fieroit pas: il vaudroit mieux estre malade ailleurs, voire en vn village & en Turquie mesme, où châcun est libre: Il respond
p. 34. à cela, *que c'est vn plus grand priuilege d'estre Bourgeois de*
l. 20. *Rome l'ancienne, & d'vne ville close, que d'vn village ou d'vn autre lieu moindre.* Qu'il prenne garde aux Petites-

Maisons, dont il parloit au commancement de son discours ; car beaucoup de tels argumens luy en feroient prendre le chemin.

Les Romains, dont il parle, n'en ont pas vsé de la sorte : Car Galien Medecin étranger y fut le bien venu, & ceux d'Athénes & des autres lieux plus esloignez y avoient droit de bourgeoisie. Et depuis les moindres villes jusques aux plus grãdes, ils y estoient excusez des charges civiles: L'interest qu'a le public qu'aucun ne commette sa vie à vn ignorant en la Medecine cessant par la preuve que les Docteurs en Medecine font dans les Vniversitez fameuses de leur capacité en cet Art : entre lesquels châcun doit avoir en suite la liberté de choisir celuy qui aura le plus de réputation, ou qui luy plaira davantage. p. 35. l. 1. p. 35. l. 9

L'autheur du libelle avoit la cervelle mal timbrée, comme il luy arrive assez souvent, quand il me fait dire, *que si les Medecins de Montpellier n'avoient point de droit de faire la Medecine dans Paris, les Rois auroient esté bien mal conseillez de fier leur santé ausdits Medecins de Montpellier.* Car, pour répondre aux reproches que ceux pour lesquels il parle me faisoient dans leur exploit: à sçavoir, que j'employois en mes Consultations charitables des personnes ignorantes : Ie dis dans la p. 12. l. 3. de mon Factum, *que cette ignorance ne pouvoit estre vray-semblablement reprochée à des Docteurs d'vne Vniversité fameuse : qui a fourni plus de Medecins aux Papes, aux Rois, aux Empereurs & aux premieres personnes de cét Estat, qu'il n'y eut jamais de Docteurs en Medecine dans l'Eschole de Paris.* Et au lieu d'y respondre, il s'en retourne chercher mes memoires particuliers, dans lesquels il y avoit ainsi : *Au dire des defendeurs la plus part* p. 36. l. 2

de Rois predecesseurs de Sa Majesté auroient esté bien mal conseillez de fier leur santé aux Medecins de Montpellier, dont j'en nomme sept de nostre siecle: Là dessus il me fait faire vne illation toute differente de la mienne, & qui ne peut venir que d'vn jugement aussi depravé que le sien. Mais quand la force des raisons de mon Factum n'auroit servi qu'à donner la question à la va-
p.36.l.5. nité de nostre scribe, & luy faire confesser *& reconnoistre les merites de plusieurs Medecins de Montpellier, & loüer leur vertu, leur sçavoir & leur doctrine*, encor ne seroit-ce pas peu: veu qu'on ne l'avoit & plusieurs de ses compagnons ouy parler jusqu'à present qu'avec mespris de tous les Medecins des autres Facultez. Dequoy est vn grand argument ce qu'ils les veulent encor aujourd'hui comprendre sous les termes d'Empiriques: puis que les vexations qu'ils leur font journellement ne sont fondées que sur vn Arrest du Parlement donné contre les Empiriques & autres non approuvez d'eux: sous lesquels termes ils enveloppent indiscrettement tous les autres Docteurs en Medecine, mesmes ceux de Montpellier: Desquels ils montrent assez ne *loüer* pas *la vertu, le sçavoir & la doctrine*: puis qu'ils ne les approuvent pas, & ne les approuver pas, puis qu'ils obtiennent des jugemés contr'eux, fondez sur cet Arrest, pour les faire sortir de la ville, notamment depuis que nostre Charité a émeu leur envie.

p.36. l.25. Si je ne me resserrois, chaque ligne & souvent chaque mot de son discours meriteroit vne censure particuliere. Il me réduit à prouver que Charles VIII. ait jamais *confirmé les privileges conferez à la Faculté de Montpellier par les Papes Vrbain V. & Martin V.* mais seulement dit que *ce Roy a octroyé quelques exemptions du huitième pour*

le vin,

le vin, & choses semblables. A quoy j'ay satisfait cy dessus, quand j'ay fait voir que les privileges des Vniversitez estoiét de deux sortes: les vns, pour la licéce Apostolique & vniverselle, qu'il demeure d'accord n'apartenir qu'aux Papes: les autres, pour les réglemens de police, immunitez & exemptions des droits Royaux, qui ne peuvent aussi estre faits & donnez que par les Rois. Tellement que le Pape ayant donné la licence Apostolique, & le Roy les réglemens & immunitez temporelles: c'est à dire, chacun ayant contribüé ce qui estoit du sien, il n'y a rien à requerir davantage d'eux. Voicy les mots de Midendorpius sur les priviléges du Saint Siege & réglemens susdits, parlant des Academies en son livre 3. pag. 588. *Monspessulana*, dit-il, *quæ à quibusdam anno* 1196. *exorta scribitur, olim Iurisprudentiæ, nunc Medicinæ studijs frequentissima. Hîc Urbanus Papa V. Collegium instituisse prædicatur, quod Papæ dicitur: Henricus vero Galliarum rex universam Academiam egregié promovit & Collegium regium erexit. Verùm cum anno domini* 1352. *magnus studiosorum concursus fieret quibus cives nimis carè domos elocabant, à Carolo rege decretum est vti parvi sigilli Iudex de prætio æquo cognosceret. Pulchrum est illud Caroli 8 rescriptum: quod ab ipso famoso studio tanta exactis temporibus manaverint salutiferæ fluenta doctrinæ, vt quamplurima eiusdem membra insigni Apostolicæ dignitatis gloriâ decorati donatique extiterint: à quorum paterna providentia & à clara recordatione prædecessorum nostrorum Franciæ Regum ampla munificentia præditi plurimis sunt privilegiis, prærogativis libertatibusque præmuniti. Mense Maij* 1437. On void par cette authorité les privileges des Papes mentionnez & hautement loüez par les ordonnances des Roys: qui au lieu de les restraindre & circonscrire, comme veut nostre escrivain, les augmentẽt, & font des réglemens pour la cõmodité du logement de ses Escholiers. Ce que Georges Brun & Simõ Novellus en leurs recherches cõfirment en ces mots. *Monspeliensis civitas, olim Agathopolis, jam propter Medicinam quæ hic edocetur maxime celebris floret & extollitur : Cujus Collegium Medicorum erexit & fundavit Urbanus summus Pontifex & summis auxit reditibus. Collegium aliud erexit Henricus Gallorum Rex.* Ajouster, vn nouveau College à l'ancien, c'est, à la mode de nostre escrivain, limiter & circonscrire les privileges du precedent: Ioint que le degré du Doctorat estant, en suite de la licence Apostolique, conferé par vn Professeur du Roy, qui tient lieu d'vn Commissaire Royal en cette partie, est vne assez grande approbation de ses privileges. Aussi le defenseur de l'Eschole a-t'il mauvaise grace de soustenir que les immunitez des Rois jointes au privileges des Papes ne suffisent pas à la Faculté de Medecine de Montpellier: veu que tout ce qu'il produit pour son Eschole ne parle pas mesme d'aucune immunité donnée en sa faveur, & qu'elle n'a aucuns privileges des Papes.

C'est vn signe de foiblesse à vn General d'armée, quand apres avoir esté repoussé de l'ataque d'vn fort en païs ennemi, il est réduit à fourrager le païs neutral, de la conqueste duquel il ne peut agrandir sa frontiere. C'est ce que fait maintenant le defenseur de l'Eschole de Paris: lequel voyant tous ses assauts inutiles à destruire le fort de nostre Charité, se jette sur des matieres indifferentes, & lesquelles luy estans mesmes toutes accordées son parti n'en deviendroit pas plus fort. Telle est l'histoire de Marileph qu'il reprend. Il fait vn grand cas de ce que je l'appelle premier Medecin de Merovée. Et pource que je ne luy puis mieux respõdre que par luy-mesme: *Merovée*, ce dit-il apres Taraut qu'il allegue pour autheur, *rencontra Marileph premier Medecin du Roy, & le voulut tuër.* Il est donc constant par sa confession que Marileph estoit premier Medecin du Roy du temps de Merovée. Mais, dit-il, *c'estoit le Medecin de Chilperic son pere & non pas le sien.* Pourquoy ne veut-il pas qu'il ait esté son Medecin aussi bien que de son pere : puis que l'histoire de ce temps-là ne luy en donne point d'autre? Ce qui luy acquiert encor plus d'antiquité, de laquelle il s'agit ici. Et cette difference d'avoir esté Medecin du Roy ou de son fils, il y a environ vnze cens ans, est-elle considerable au fait qui se presente ? Or que Marileph ait esté plustost Medecin de Montpellier, que de Paris ; qui sont, au dire des partizans de l'Eschole de Paris, les deux plus anciennes estudes en Medecine de la France, il y a grande apparence: pource qu'on le croid Arabe, & que l'estude en Medecine de Montpellier a commancé à fleurir par les Arabes : Lesquels ayans domté Roderic dernier Roy des Visigots, se saisirent de l'Espagne environ l'année 712. sous la conduite de Taric Sarazin : au rapport de Catel, l. 3. p. 514. Apres quoy le Roy des Arabes passa dans les terres d'Espagne avec vne puissante armée, & y amena les plus sçavãs Arabes qu'il put rencontrer : Entre lesquels Belleforest au 2 tome de sa Cosmographie vniverselle, p. 155. au traité des Eveschez d'Espagne, met *Abenesra, David & Moses Kimhi, Avicenne, Averroes, Rhasis, Messalach, Albumasar & autres,* dõt il se servit pour fonder les premieres Vniver-

p. 37. l. 16.

sitez d'Espagne: encores que quelques autheurs les y fassent plus anciẽs. Lesquels Arabes estãs en suite chassez d'Espagne, les Medecins disciples de ces grãds personnages se retirérent à Montpellier cõme dit cet autheur sur la fin du premier tome de sa cosmographie vniverselle au traité de la Gaule Narbõnoise, parlãt de Mõtpellier, en ces mots: qui prouvẽt suffisammẽt son antiquité en la Medecine, que nostre scribe dénie: *La beauté de cette cité, la courtoisie des habitans, la fertilité du pays, la salubrité de l'air & les richesses que la nature y depart ont esté causes que les Medecins s'y sont retirez, & que la Medecine y a esté autãt doctement & heureusement traitée qu'en ville de l'Univers: & cecy non depuis vn jour ou vn siecle, mais des le temps que les Sarasins estans chassez d'Espagne, le sçavoir Medecinal s'enfuit aussi avec les disciples de ces Arabes tant renommez Avicenne, Averroes & autres, & la verité de l'art demeura aux Agathelẽens*, que Pline (au livre 3. de son histoire naturelle, chap. 4) appelle *Citoyens de Montpellier*. Et la Geographie Arabe dite *Nubiensis*, l'autheur de laquelle escrivoit en l'an 1140, parle souvent de Montpellier comme d'vne bonne ville: qui estoit connuë dãs la Palestine par les trafics de ses citoyens avec les Arabes, qui donnoient à cette nation plus facile accez à Montpellier qu'aux autres villes de la France: en pas vne autre desquelles il ne se trouve point qu'il y ait eu de Medecins Arabes. Ce qui est aussi confirmé par le mesme Catel, en son histoire du Languedoc, l.2. p.293. Estant plus vray-semblable que ces Medecins Arabes soient descendus par mer à Montpellier ou ils avoient de l'accez, que non pas ailleurs. Aussi les autres Medecins Arabes chassez de l'Espagne, comme il a esté dit, ne se fussent pas pluſtoſt retirez, comme ils firent, à Montpellier, qu'à Narbonne, Niſmes & autres lieux, s'il n'y euſt eu desja quelques vns de leur païs & de leur profeſſion. Et pource qu'il inſiſte ſur l'opinion qu'il a que Montpellier n'eſt pas ancien, & *que ne pouvant avoir eu de Docteurs en Medecine avant qu'il fuſt baſti, ces Docteurs ne peuvent auſſi eſtre anciens*: je le veux détromper parce que dit le meſme Catel l. 2. p. 228. de ſon hiſtoire du Languedoc, *Montpellier*, dit-il, *dans l'ancien Notice des Provinces & villes des Gaules, ſe nomme Civitas Magalonenſium, & l'Eveſque de Montpellier, dans le livre des taxes, Epiſcopus Magalonenſis: Le premier deſquels fut Viator, du temps de Miro Roy de Galice l'an 572* (elle eſtoit donc de ce temps-là puis quelle avoit vn Eveſque) *& s'appella Agathopolis*, ou bonne ville, comme auparavant, *Seſtantion, & Mons tremulus*, & en fin Montpellier, *de Pelium* montagne de Theſſalie ou avoit eſté nourri Apollon eſtimé Dieu de la Medecine. Lequel changement de noms à diminüé mal à propos dans l'eſprit de quelquesvns la creance de ſon antiquité: telle toutesfois que Iacques Charron dans ſon hiſtoire vniverſelle dit, apres Cluvier dans ſa Geographie auſſi vniverſelle, l. 2. ch. 9. p. 84. que *Iules Ceſar paſſant en Gaule environ l'année 44 devant la naiſſance de Noſtre Seigneur, du temps du Roy Anthaire fils de Caſſander, la ville de Montpellier eſtoit déſja baſtie.* Ce que le meſme Autheur, dans ſon hiſtoire genealogique des Rois de France, prouve encor par les authoritez de Lucain, Dion Caſſius & Oroſe: Et ajouſte *qu'en ce temps-là vivoit Teutomatus Roy de Montpellier, l'vn de ceux qui allérent demander ſecours aux Romains en leurs guerres civilles & qui furent ſubjuguez par eux.* Voire c'eſt vne tra-

p. 38. l. 7.

dition de ce païs-là, que du temps que Montpellier s'appelloit *Se'antion*, c'estoit la demeure de quelqu'vn des premiers Rois des Gaules: qu'aucuns estimét estre Sarrō, qui regnoit l'an 1955. avāt la naissance de Nostre Seigneur, & duquel ont esté dénōmez les Philosophes Sarronites qui ont autres-fois enseigné la science des Druides. Mais il n'y a desja que trop de preuves de son antiquité pour faire confesser la debte à nostre pré-
p. 37. l. 22. somptueux, s'il est homme de parole, me l'ayant promis si je luy montrois que Montpellier estoit basti du temps de Merovée. Ce que je ne luy ai pas seulemét fait voir, mais qu'il a eu des Rois auparavant la venuë de Nostre Seigneur, qui est plus de cinq cens ans avāt qu'il le demāde: sans s'arrester au conte de Sarron, qui seroit plus de 2400 ans devant. Que s'il se trouve quelques Autheurs qui en parlét autremét: cette ville pouvoit avoir esté démātelée & reedifiée: mesmes par Ambiza Gouverneur des Sarazins en l'année 721: auquel tēps il ruïna plusieurs villes du Languedoc, & entr'autres Carcassonne, par le cōmandement de Zema Roy des Arabes, cōme rapporte *Hieronimo Zurita* ch. 1. l. des Annales d'Aragon: & quād Montpellier auroit esté cōpris dans ces ruïnes & réduit en bourg pour quelque téps, cela n'empescheroit pas que la Medecine n'y eust fleury. A quoy à pû grādement cōtribüer le débris de Marseille l'vne des plus anciénes Academies du mōde, qui en est proche: Et tant s'en faut qu'il soit incōpatible que la Medecine fleurist à Montpellier avant qu'il y eust Faculté, qu'on establit volontiers les Facultez aux lieux où les arts & les sciences fleurissent.

p. 38. l. 27. Ce qu'il insiste donc sur les qualitez & professions de ces doctes Arabes, les noms desquels ne se trouvent point dans mon Factum, mais ſeulement dans mes memoires ſuſdits, eſt auſſi inutile qu'impertinent; à ſçavoir, que Meſſalach, Albumazar & Moſes Kimhi ne pouvoiēt eſtre Medecins, pource qu'ils eſtoient Aſtrologues & Rabins, comme ſi l'vn eſtoit incompatible avec l'autre. Il devroit avoir honte de m'attribüer ce que je n'eſcrivis meſmes jamais dans les memoires qu'il ataque hors de mon Factum: dans leſquels ſeuls j'ay dit ſimplement que la Medecine floriſſoit à Montpellier ſous ces grands perſonnages là, c'eſt à dire de leur temps, comme c'eſt la couſtume des hiſtoriens de marquer les ſiecles par les perſonnes illuſtres qui ont lors veſcu; au lieu qu'il me veut faire dire qu'ils eſtoient tous Docteurs de Montpellier. Mais ce qu'il penſe dire en ſe mocquant, que Bengezla Medecin de Charlemagne eſtant Arabe eſtoit auſſi de Montpellier, eſt fort vray-ſemblable: puiſque, comme j'ay dit, il n'eſt point fait mention qu'aucun Arabe ait demeuré en France hors de ladite ville; eſtant vne étrange conſequence que cette-cy, dont neantmoins il vſe: Le Iuif Farragus de la Cour de Charlemagne fit venir à ſon ſervice le Medecin Arabe Bengezla: Donc il ne le fit il pas venir de Montpellier. Il y auroit bien plus d'aparēce d'inférer tout le contraire, & dire: Du temps de Charlemagne il y avoit des Medecins Arabes à Montpellier où s'éſtoit retiré le ſçavoir Medecinal, pour parler avec l'autheur ſuſdit: Il l'a donc pluſtoſt fait venir de là que de l'Arabie plus eloignée, de laquelle il n'eſtoit pas le maiſtre comme de Montpellier. Et ayant fait vne ſi ſanglante guerre aux Arabes, il n'euſt pas vray-ſemblablement confié ſa vie à aucun de cette nation s'il n'euſt eſté naturalizé & reconnu digne de cette charge par quelque ſejour dans ſon Royaume. Mais que noſtre Pédant ſçache qu'il faut diſtinguer le raiſonnement & les conſequences de l'hiſtoire d'avec les demonſtrations Mathematiques : encor qu'il ſoit malaiſé d'excuſer les erreurs groſſieres qu'il y commet ſouvent, comme eſt cette-cy, que Rhaſis & Avicenne ne ſont jamais venus dans l'Europe: de laquelle à ce conte l'Eſpagne ne doit pas faire partie, puiſque nous avõs montré qu'ils y ont demeuré. Mais ce grand hiſtorien nous parle des hommes comme de montagnes, ne voulant pas qu'ils puiſſent changer de place, quand il conclud magiſtralement qu'Avicenne eſtât de Damas & Rhaſis de Babylone, ils n'en ont deu jamais ſortir.

p. 39. l. 12. Eſt-il pas plaiſant quand il triomphe de deſſus la colline de Meſué, aſſeurant que l'vn ne pouvoit avoir tiré ſon nom de l'autre : pource que Mela, ce dit-il, parle de cette colline pres de neuf cens ans avant que Meſüé fuſt au mõde: Comme s'il eſtoit impoſſible que ce grand Medecin ayant pluſieurs compagnons de ſa nation & profeſſion à Montpellier, & s'eſtant merveilleuſement pleu à la recherche des ſimples rares en pluſieurs autres lieux, & dont cette colline abonde, l'ait ſi ſouvent frequentée pour dreſſer les livres qu'il en a fait, que le nom luy en ſoit demeuré? Quoy qu'il en ſoit, on trouve l'etymologie de pluſieurs noms & de choſes bien plus eloignées de ryme & de raiſon, & plus differentes, que n'eſt Meſüé de Meſüé. Et noſtre critique s'atachant à ſi peu de choſe, fait bien voir qu'il a peu de bonnes oppoſitions à me faire.

Ce qu'il

Ce qu'il allegue que Silvius se contenta d'estre Bachelier à Paris, où neantmoins il fut le premier Professeur du Roy en Medecine, montre bien qu'il ne faut point estre Docteur, non pas mesme Licencié, pour y faire la Medecine : & ce qu'il se trouve estre Docteur de Mõtpellier c'est vn grand argument qu'il préfera, cõme beaucoup d'autres, en suite de ce simple Baccalaureat, le bonnet de Mõtpellier à celui de Paris. p. 40. l. 6

Il a donc raison de se lasser de ce discours: mais non pas de dire qu'il ne fait rien à l'affaire presente que les Papes, les Rois & les Empereurs ayent eu des Medecins de Montpellier. Ceux de son Corps ne trouvent pas les Docteurs de Montpellier dignes de traiter les bourgeois de Paris, non pas mesmes les pauvres. En vn mot, ils ne les aprouvent pas puis qu'ils les veulent chasser : Sert-il donc pas à leur faire connoistre qu'ils ont tort, de leur montrer que les Papes, les Rois & les Empereurs s'en estans souvent servis, sont d'irreprochables tesmoins de leur merite? Duquel, nostre Critique sera aussi peu creu comme de ce qu'il dit que plusieurs de son Eschole ont refusé de succéder à la charge de Professeur à Bologne qu'avoit le sieur Scharpe Docteur de Montpellier, qui estoit de quatre mille livres de gages : ou si cela est, ils ont grand tort de nous envier icy le traitement des gueux. p. 41. l. 9

L'excuse qu'il donne pourquoy les Papes ont plustost appellé des Medecins de Montpellier que de Paris est trop ingénieuse pour luy : c'est vne souplesse de l'Avocat, qui en attribuë la cause au voisinage d'Avignon où les Papes s'estoient retirez : Ils estoient (ce dit-il) trop loin de Paris. Mais que dira-t'il de nos Rois? le Louvre estoit-il trop loin de Paris & trop p. 41. l. 8

pres de Montpellier? Si est-ce que les Philosophes disent qu'vne cause vnivoque doit également conve-
nir à tous ses effets, & on a conté en moins d'vn siecle sept premiers Medecins du Roy tous de suite
p. 42. nommez dans mon Factum. Mais ce qui montre qu'il
l. 5. se faut peu arrester à la supputation qu'il fait de Iean
de Alesto premier Medecin de Clement V, & de Guy
de Cauliac aussi premier Medecin d'Vrbain V, tous
deux Medecins de Montpellier, est le mauvais conte
qu'il tient, comme je luy ferai voir, des années d'Arnauld de Ville-neufve aussi Docteur en Medecine de
la mesme Faculté de Montpellier : qu'il nie, contre la
verité, avoir esté Medecin du Pape.

Cependant il imite la mousche qui croyoit faire
voler la poussiere du chariot sur lequel elle estoit,
atribüant à son Collége tout ce qui a esté fait par nos
Rois en faveur de l'Vniversité de Paris : laquelle ne
luy voulant pas mesme faire part du Pré-aux-Clercs,
comme il dit, montre bien qu'elle ne reconnoit
non plus leur Eschole, que cette Eschole l'a autrefois
reconnuë : luy ayant fait banqueroute & à l'Eglise,
p. 43. comme j'ay dit en mon Factum, & comme il le con-
l. 12. fesse, disant, *qu'elle ne s'est dementie que durant six ou sept
ans* : Il faut encor moins de temps pour desavoüer
p. 43. vne fille débauchée : Mais cela n'empesche pas qu'il
l. 21. ne s'atribuë aussi hardiment que de coustume tout ce
qui fait mention de cette Vniversité, éblouïssant les
yeux du Lecteur par vn recit de plusieurs Papes &
Rois qui luy ont laissé quelques marques de l'estime
qu'ils en faisoient. Et cherche des preuves de la capa-
p. 42. cité de cette Eschole chez vn Iurisconsulte, au mépris
l. 27. de la maxime. *Vnicuique perito in sua arte credendum est*: fai-

ſant dire à ce Iuriſconſulte, qu'il ne nomme point, en parlant de l'Vniverſité de Paris: *Apud nos tenetur pro prima & principaliori totius Galliæ Vniverſitate quoad Philoſophiam, Theologiam, Medicinam & cæteras artes, ſed non quoad leges.* Et c'eſt des loix principalement que nous atendions ſon avis, comme eſtant de ſon fait, & non pas la Medecine. Mais il faut bien qu'ils manquent de preuve de l'integrité de cette Eſchole, puis qu'ils recourent au Cardinal de Touteville, qui employa tant p. 43. l. 11.
de peine à la reformer: en recompenſe de quoy ils luy donnent le titre d'Eminentiſſime plus de 160. ans avãt tous les autres Cardinaux. Car chacun ſçait, excepté noſtre ſçavant, que le Pape à preſent ſeant a eſté le premier qui a honoré le Chapeau du titre d'Eminence: & cet habile homme qui m'accuſe ſi ſouvent d'ignorance en l'hiſtoire, apelle Eminentiſſime le Cardinal de Touteville mort cent cinquante ans auparavant.

C'eſt auſſi vne plaiſante démonſtration que celle p. 44.
qu'il forme du capitulaire de Charlemagne, *vt infan-* l. 5.
tes Medicinalem artem diſcere mittantur, que c'eſt à dire à Paris: Il y auroit bien plus d'apparence du contraire, tirée du mot *mittantur* qui s'entend d'vn lieu éloigné: & eu égard à la longueur ordinaire des eſtudes de Paris en ce temps-là, auquel on n'eſtoit congru qu'à trente ans: de ſorte que s'il falloit parler Latin pour eſtudier en Medecine à Paris, on n'eſtoit plus enfant: conſéquemment ce n'eſt pas de ceux de Paris dont parle Charlemagne, quand il envoye les enfans eſtudier en Medecine.

Il ne demande point de reſponſe quand il nous p. 17.
donne des authoritez ſans cotter l'autheur & le paſ- l. 3.
ſage, comme il luy arrive ſouvent de peur de ſe meſ- p. 42. l. 28.

prendre: se contentant de ces mots, Vn grand homme d'Estat: Vn grand Iurisconsulte: Vn Autheur des plus doctes & curieux de ce siecle, & tels autres termes generaux. Et il nous veut surprendre en l'authorité qu'il allegue de Rigordus, sans dire en quel lieu: lequel parlant *de ea facultate quæ de sanandis corporibus*
p. 44. l. 22. *& sanitatibus conservandis scripta est*, n'entend pas plustost celle de Paris que de Montpellier ou d'ailleurs. Il en veut faire autant en ce qu'il allegue d'*Ægidius de Sancto Ægidio*, dans Pitseus, tous deux Anglois: le premier desquels nostre venerable autheur présupose avoir *esté envoyé querir à Paris par les Medecins de Montpellier en l'année 1222 pour donner establissement & authorité à leur Vniversité*
p. 38. l. 11. *naissante*, bien qu'il ait soustenu cy dessus *que tous les autheurs rapportent que cette Vniversité n'a esté fondée que vers l'année 1196. Ou, comme veut Mr Ranchin Chancellier de la mesme Vniversité, vers l'année 1000.* De sorte que cet Anglois auroit esté appellé pour establir l'Vniversité de Montpellier deux cens vingt-deux ans apres qu'elle avoit esté establie. Ce qui montre qu'il est aussi capable de conjecture que de raisonnement. Il y a bien plus d'apparence que ce *Joannes Ægidius*, duquel il est dit *Parisiis primùm, postea apud Montempessulanum Philosophiam & Medicinam professus est*, avoit enseigné la Philosophie à Paris & la Medecine à Montpellier: puis que l'entendre autrement c'est ignorer la construction de la grammaire & l'ordre des estudes.

Ce qu'il allegue de Lanfranc qu'en l'an 1295 *Magister Ioannes de Passavanto Doyen des Maistres en Medecine & quelques vaillans Bacheliers l'avoient prié d'escrire*
p. 45. l. 16. *ce qu'il enseignoit de la Chirurgie rationelle*, montre que ce passage se doit seulement entendre des Chirurgiens de

de robbe longue qui s'appelloient Medecins-Chirurgiens ou Maistres Myres & faisoient des Bachelliers, dont le nom estoit mesmes commun à tous les jeunes hommes: Ce que montrent aussi ces mots de Chirurgie rationelle, dont les Chirurgiens de robbe longue faisoient profession, & qui ne s'enseigna jamais en l'Eschole de Paris. Et l'intelligence des Physiciens dont il parle se peut plus raisonnablement entendre de la Physique, partie de la Philosophie, qui est fort ancienne à Paris, que de la Medecine qui ne l'est pas. Que s'il n'est point permis, cõme il dit, à Valeriola de loüer l'Eschole de Montpellier, pource quelle estoit p. 46.
sa mere: il a luy-mesme tort d'estimer tant la sienne. l. 26.
Et les loüanges qu'il dit aussi estre données par Valeriola aux Medecins de l'Eschole de Paris different bien de celles qu'il donne aux autres, appellant les Medecins de la Faculté de Montpellier, *Heroas* ou demi-Dieux en Medecine: au lieu qu'il loüe seulement p. 47.
les autres pour la Philosophie, leur vertu & cognois- l. 10.
sance des bonnes lettres, sans leur donner mesmes le nom de Medecins. Ce n'est pas qu'ils ne le meritent: mais mon Critique ayant voulu tirer cette preuve à son avantage contre moy, de mes memoires particuliers, ausquels seuls l'authorité de Valeriola se rencontre, je luy ay voulu faire voir qu'il n'y trouvera non plus son compte qu'en tout le reste.

Il en faut dire autant de tout ce qu'il attribuë à p. 47.
son Eschole, comme d'avoir donné à nos Rois la l. 16.
plusspart de leurs Medecins, & que les plus grandes lumieres de celle de Montpellier & de toute l'Europe ont apris la Medecine dans Paris: ce qu'il met en avant sans preuve & sans autheur; aussi bien

que tout ce qu'il nous dit de ceux qu'il place entre les Medecins de son Corps, & qui paravanture estoient du nostre: n'estant pas impossible que des Medecins de Montpellier venãs à Paris se fissent Chanoines, comme n'y ayant rien d'incompatible entre ces deux professions là: Voire il n'en à falu qu'vn ou deux pour enseigner ce qu'ils sçavoient aux autres, & faire passer pour Maistres en Medecine ceux qui s'y vouloient addonner: Tout cela avec autant de vray-semblance que ce qu'il avance au contraire. Et si je voulois conter tous les Medecins fameux de nostre célébre Faculté, il faudroit faire plus d'vn volume de cette responce. Sans m'arrester à ceux du premier âge dont le long temps à enseveli la memoire: entre lesquels est l'autheur d'vn livre qui se void encor aujourd'hui dans la bibliotheque commune de cette Faculté, qui escrivoit du vivant d'Avicenne & contre luy; il se trouveroit au second âge, que ses Archives font commancer en l'an 1220, vn *Henricus de Guintonia*, *Petrus Gazanhaire*, *Ioannes de Alesto*, *Arnaldus Villanovanus*, *Bernardus Gordonius*, *Guillelmus de Bitteris*, *Guillelmus Gauberti*, *Iacobus Ægidius*, *Jacobus de Marsilia*, *Raimundus de Moterijs*, *Bernardus de Colonia*, *Guido de Cauliaco*, *Ioannes Iacobus*, *Adamus Fumæus*, *Ioannes de Tornamira*, *Valescus de Taranta*, *Gerardus de Solo*, *Ioannes Pisis*, *Iacobus Ponseau*, *Iacobus Angely*, *Guillielmus Merven*, *Anselmus de Ianua*, *Martialis de Genolia*, *Deodatus Bassolus*, *Ioannes Troceleri*, *Joannes Conradius*, *Joannes Martinus*, *Gabriel Miro*, *Ioannes Garsinus*, *Honoratus Piquetus*, *Petrus Robertus*, *Gilbertus Grifius*, &c: Tous Medecins les plus illustres de leurs siécles: Et au troisiéme âge, que cette Faculté cõmance en l'an 1494, *Tremoletus*, *Falco*, *Saporta*, *Schironius*, *Fon-*

tanonus, Rondeletus, *Rabelæsius*, *Silvius*, *Dalechampius*, *Ferrerius*, *Valeriola*, Bocardus, *Castellanus*, *Assatius*, *Fainæus*, *Joubertus*, *Hucherus*, *Dortomanus*, *Laurentius*, *Varandæus*, *Pradilhæus*, & en vn mot presque tout ce qu'il y a eu en France de grands Medecins : l'Eschole de Paris n'en fournissant guéres qu'à vne partie de cette ville, dans laquelle il s'en trouve encore à present plus de soixante d'ailleurs.

Au reste : je laisse à juger aux Prestres & aux Moi- p. 48.
nes, qu'il me veut mettre à dos, lequel les offence plus; l. 4.
de luy, qui veut contre toute raison que ces noms leur soient injurieux ; ou de moy, qui donne seulement aux Medecins des siécles passez qui exerçoient la Medecine en cette ville, le nom de Prestres & de Moines que je trouve dans leur histoire, dont il demeure d'accord: & si c'est là vn sujet pour m'imposer p. 49.
que j'ay le cœur empoisonné d'heresie. l. 24.

Apres avoir respondu à ses deux pretendus a- p. 51.
nachronismes fondez en mes memoires sur la tran- l. 18.
sposition que l'Imprimeur a faite de deux chifres, l'vn en la place de l'autre, assavoir de 12 pour 21 & sur vne s superfluë, qui luy a fait lire que le Pape Vrbain V avoit augmenté nos privileges des l'an 1196 au lieu de lire, *il a augmenté nos privileges de l'an 1196* : fautes si legeres & si aisées, comme vous voyez, à se glisser dans l'impression : sur lesquelles neantmoins il fanfaronne & en tire des conséquences dignes de son bel esprit, mais si mal fondées que la plus forte tombe d'elle-mesme en ostant vn s : C'est à moy à luy montrer au doigt *son*
ignorance & en l'histoire & en la Chronologie, pour vser p. 51.
de ses mots. Il soustient que *Villeneufve n'a pû voir le* l. 11.

Pape Innocent VI, qui est celuy, dit-il, *qui vivoit du regne de Frideric* III *Roy de Sicile* (il veut dire qui tenoit le Saint Siege durant son regne, car vivre & estre Pape different ordinairemẽt de beaucoup d'années) *pource*, dit-il, *qu'Innocent* VI *ne fut fait Pape que l'an* 1353, *Auquel Villeneufve devoit avoir cent & treize ans, ou du moins cent & trois ans : lequel grand aage aucun historien ne luy donne.* Ce qu'il fonde sur ce que Villeneufve avoit pour le moins cinquante ans en l'an 1300: d'autant qu'il florissoit en ce temps-là, *& qu'un Medecin n'est point en reputation qu'a cinquante ou soixante ans.* Le compagnon, qui est d'environ cet aage là, presche pour luy : Toutesfois il se trompe grandement : car sa teste est du nombre de celles qui fleurissent bien, mais ne vieillissent jamais : Et pour faire voir combien sa cervelle est encor jeune & peu sensée ; il allegue luy mesme qu'Arnaud de Villeneufve estant en Sicile,
p. 50. l. 26 *ibi a Rege Friderico magno honore habitus est, ab eoque Rege missus ad Romanum Pontificem sanandum, in mari mortuus est &*
p. 51. l. 25 *Genuæ sepultus.* Puis que, comme il a dit, Innocent VI est celuy qui vivoit du Regne de Frideric III Roy de Sicile & d'Aragon, il s'ensuit necessairement que c'estoit pour guérir ce Pape que le Roy Frideric avoit envoyé Villeneufve. Et comment luy auroit-il envoyé s'il n'estoit pas en ce temps-là ? & comment fust-il mort par le chemin s'il estoit mort auparavant ? Quelle impertinence de destruire en la page suivante, ce qu'il a posé en la precedente. Mais je luy veux apprendre que Villeneufve, entr'autres œuvres, en a fait trois addressées aux Papes ou qui parlent d'eux : assavoir, l'vn intitulé *Practica summaria seu regimen ad instantiam Domini Papæ Clementis*, lequel il ad-

il addresse au Pape Clement VI: vn autre *Contra calculum*, commançant *Serenissimo in Christo Domino &c. summo Pontifici*, lequel il n'appert pas s'il est addressé à ce Pape ou à son successeur: & vn autre encor intitulé *Breviarium practicæ Arnaldi de Villanova Medici quondam summi Pontificis*: par lequel mot *quondam* il paroist ce livre avoir esté fait depuis la mort du Pape qu'il servoit: Arnaud de Villeneufve n'estant pas homme à perdre sa qualité de Medecin du Pape autrement que par la mort de son maistre. C'est pourquoy il est estimé avoir esté dedié à son successeur qui est Innocent VI. n'y ayant eu qu'onze jours entre l'vn & l'autre. Et je m'étonne de ce qu'il dit n'estre point du tout parlé des pauvres dans ce livre, veu qu'il en est fait deux fois mention dans son prologue: Car les pauvres se plaignans qu'ils n'avoient pas moyen de pratiquer ses autres ordonnances qui n'estoient que pour les riches, il leur repete *curas tam pro pauperibus quam pro divitibus aggregabo*: voila ce qui paroist par les escrits de Villeneufve mesmes. Neantmoins nostre Docteur en l'histoire & en la Chronologie dit au contraire que ce Pape Clement est Clement V: qui ayant esté éleu Pape l'an 1305, en laquelle année Arnauld de Villeneufve n'avoit que cinq ans & ce Pape n'ayant duré qu'onze ans: c'estoit vn bel aage à faire des livres de la pratique de Medecine par vn homme qui avoit trente ans avant qu'il allast à Montpellier y faire ses estudes: c'est à dire que le Pape eust instamment prié vn enfant de seize ans de luy composer vn livre de pratique en Medecine quatorze ans avant qu'il y estudiast. Cela n'est bon à imaginer qu'a nostre vnique Chronologiste & Hi-

X

ſtoriographe. Or que Ville-neufve n'euſt que cet aage là durant le Pontificat de Clement V, il appert par le premier chapitre de Campegius ſur ſa vie : qui ſe void au commancement de ſes œuvres, en ces termes, *Naſcitur in provincia Narbonenſi, in oppido quodam appellato Villa-nova A Chriſti nativitate* 1300. Ce ſera grand merveille s'il ne reprend Campegius ſur ce nom-là, comme il m'a repris ſur celuy de Meſüé : veu que le bourg de Ville-neufve eſtant plus vieil qu'Arnauld, par la meſme raiſon il ne pouvoit en avoir pris le nom. Eſt-ce pas là dequoy me dire, *avec toute la douceur & ſincerité Chreſtienne* qu'il proteſte d'obſerver
p. 50. en parlant de moy, *Voila la ſincerité que ce fauſſaire ap-*
l. 28. *porte en la citation des Autheurs, lequel a pris telle habitude à mentir que les veritez ſe corrompent en ſa bouche & ſous ſa plume ſe transforment en menſonges.* Et bien, pour avoir paix avec vous Monſieur le ſauteur, je ſauteray ſoixante & trois ans de la Chronologie : Arnauld de Villeneufve naiſtra en ſa 63 année : Mais comment voulez-vous accorder ce que vous dites qu'Innocent VI vivoit du régne de Frideric Roy de Sicile qui envoya Villeneufve pour traitter ce Pape, & qu'il n'ait pas eſté de ſon temps. En fin, lequel voulez-vous que nous croyions, ou de Villeneufve qui ſe dit en pluſieurs de ſes œuvres Medecin du Pape, ou de vous, qui dites qu'il n'en eſt rien, pour la ſeule envie que vous portez à la faculté de Montpellier, entre les Docteurs de laquelle il ſe trouve : Et ne vous avantagez point de la loüange que Campegius donne à Paris
p. 50. l'appellant *Ampliſſimam Academiam* : cela s'entend
l. 20. de la Philoſophie & non de la Medecine : comme le chois de Villeneufve la fait voir, ſe contentant

d'y avoir appris la Philosophie : Mais pour la Medecine il ne s'en fia qu'à ceux de Montpellier.

En fin l'ennemi des pauvres est aux abois & ne cherche plus que des subterfuges: L'exemple qu'il allegue d'vn Iuge qui ne peut occuper le siege d'vn autre, ne fait rien contre ceux qui ont tant de fois declaré ne prétendre pas que leur charité leur donne plus de pouvoir qu'ils n'en avoient auparavant & qui ne veulent rien ravir que le Ciel: Celui du Bureau de rencontre, qu'il met encor en avant, fait aussi peu : car les Commis n'ont point de droit d'empescher que le premier venu n'enseigne à quelqu'vn le chemin, la demeure, la chose ou la personne qu'il luy demandera : beaucoup moins si c'est à vn pauvre: le privilege est qu'vn autre ne puisse faire cette adresse en la forme par moy establie & aux mesmes droits : La pieté & Iustice du Roy, les deux colomnes de son Estat, celles de Nosseigneurs du Conseil & de toutes les Cours Souveraines n'abandõneront jamais à l'envie & à la malveillance de leurs ennemis des gens d'honneur & de capacité connuë qui se voüent â vn si bon œuvre & si innocent qu'est la charité envers les pauvres malades, quelques menaces que cet Escrivain leur face du contraire. Et quant la comparaison qu'il apporte auroit lieu, ce qu'on ne luy accorde pas, à sçavoir que son Escholle a le mesme droit à l'égard des Docteurs en Medecine des autres Facultez, que les Ordinaires à l'égard des Religieux, & si les Curez des parroisses refusoient les Religieux de leur laisser exercer charité, l'authorité du Souverain & de son Magistrat y interviẽdroit. Mais les Ordinaires plus raisonnables que les

Medecins de l'Echole de Paris, les admettent volontiers à leur dõner secours. C'est assez que les Avocats des autres Parlemés, dont il fait aussi mentiõ, puissent exercer charité en l'estenduë de cetui-cy pour nous conserver le mesme pouvoir : Car la plaidoyerie qui leur y est interdite se rapporte aux actions qui se font dans les Escholes, ausquelles nous ne prétẽdons rien. Il n'appartient qu'aux menus artizans, comme plus desireux du profit que de l'honneûr & de l'vtilité publique, d'en vser de la sorte : encor ne sçauroient-ils empescher (comme j'ay dit) que les boulangers & autres artizans de dehors ne donnent leur bien en aumosne aux pauvres : Et ce qu'ils en inférent est vray, que cette aumosne ne leur donneroit pas pouvoir de lever boutique s'ils ne l'avoient d'ailleurs. Aussi nos charitez n'ont-elles pas ce but-là, & les Facultez fameuses sont des maistrises dont les droits suivent leurs Docteurs par tout le monde: Ce qui n'a pas lieu aux arts méchaniques. Mais il ne sera jamais aussi trouvé raisonnable qu'en haine de ces aumosnes que feroient les boulangers & autres artizans charitables, on leur fist commandement de fermer leurs boutiques où ils n'estoient point inquietez auparavant, comme l'Eschole de Paris essaye à le faire pratiquer aux Iuges, qu'elle veut rendre ministres de sa vengeance.

Mais c'est à ce coup que nostre ennemi rend les armes. Ie disois dans la 19 page de mon Factum, que *la seule observation des remédes Chymiques faisoit voir combien peu il se faut arrester a leur jugement: puis qu'ils les ont condamnez par leurs decrets, & cependant les raisons qu'on a employé contre eux leur ont fait chanter la Palinodie : ce qui fait*

voir

voir en quel piteux estat seroit le reste de la Medecine, si elle dépendoit entierement d'eux. Là dessus il répond, *Qu'ils ont autrefois condamné l'antimoine comme venin, & quelques autres médicamens Chymiques, comme violens : il est vray aussi qu'en les proposant ils les approuvent dans leur livre* : & allégue en suite vne authorité pour prouver que l'antimoine & l'elebore sont medicamens veneneux, *que nous avons*, dit-il, *condamné, principalement en la main des Empiriques Charlatans : nous l'approuvons maintenant en le mettant dans la main des Medecins sages & prudens.* p. 55. l. 13. p. 56. l. 4.

Il faut confesser, Monsieur le defenseur de l'Eschole, qu'elle est en mauvaise main, & que vous ne pouviez pas obliger davãtage nostre Charité que de l'attaquer si mal : Ce qui pourra faire soupçonner à quelques-vns que vous trahissez le parti que vous avez formé sous pretexte de le défendre : En recompense dequoy je serois ingrat si je ne vous rendois aussi volontiers le titre d'ignorant que vous me l'aviez liberament presté. Car il n'y a si chétif apprenti d'Apotiquaire qui ne vous rie au nez en vous oyant parler de la sorte. L'antimoine & l'elebore est-ce la Chymie ? & quand ce l'a seroit, cette distinction que vous apportez *des Empiriques & des Medecins sages & prudens*, n'est-elle que depuis peu, ou si elle estoit dés le temps que vostre Eschole lançoit les innocens foudres de ses decrets contre la pauvre Chymie ? Laquelle veritablement doit estre bien mal faisante, puis qu'ayant évaporé les esprits de vos predécesseurs qui l'ont injustement persecutée, aujourd'huy que vous la recevez, fixe tellement les vostres qu'elle vous rend perclus & incapables de bien raisonner. Quitez plustost la mauvaise honte d'apprendre & venez admirer chez moy les belles operations de cet art qui se font en faveur des pauvres. Vous verrez là quel tort l'antiquité s'est fait de l'avoir banie des boutiques des Apothiquaires: & toutesfois qu'il seroit encor moins nuisible au genre humain de continüer son exil que de la vouloir pratiquer comme vous faites sans la connoitre. Dequoy il ne faut point d'autres preuves que ce que vous en dites icy & au commancement de vostre *Codex Medicamentarius*: qui pour distiler de l'eau de laituë veut faire entrer la chappe de l'alembic dans sa cucurbite, comme qui diroit le chapeau dans la teste, au lieu que c'est la cucurbite qui entre dans la chape, comme la teste dans le chapeau. Nous en examinerõs le reste quãd il vous plaira.

En fin le protecteur de l'Eschole à tort & prend vne cause pour l'autre, quand il dit, que je luy reproche leur pauvreté avec insolence. Ie luy céde aussi volontiers en reproches qu'en injures: apres mesmes que la modestie de mon procedé y a esté provoquée par ses brocards & ses outrages. Il ne trouvera rien icy à quoy ma juste défense ne m'ait obligé & qui ne serve à ma cause. Ce n'est pas la faute de biens mais de pouvoir legitime que je leur obiecte quand je dis qu'ils n'ont point de donation du Roy, ni d'autre lieu que cette maison qu'ils ont achetée de leurs deniers ou de ceux de leurs Escholiers, qui ne sent rien moins qu'vne fondation Royale: D'où je laisse inférer au Lecteur que c'est donc iniustement qu'il veut attribüer à son Corps le nom de Faculté, n'en ayant aucune marque, & partant qu'il est mal fondé à inquieter les autres. Tant s'en faut que je veille imiter la jalousie qui a porté cet envieux jusques à la temerité

de conſeiller Son Eminence ſur le fait de ſes liberalitez envers les pauvres: qu'il luy remontre ne devoir *p.18.l.4*
eſtre faites au Bureau d'Adreſſe: Teſmoignant par là que ſon procedé ne tient rien de la Charité, ſi Saint Paul en eſt creu qui dit, *Charitas non æmulatur*. La bonté de ſon Eminence (imitant la Divine qui fait luire ſon Soleil ſur bons & ſur mauvais) eſt aſſez puiſſante pour les faire devenir ce qu'ils ne ſont pas: Mais pour ſe rendre dignes de ſes bienfaits, ils commancent mal d'eſtre refractaires à ſes commandemens. Ceux de ce Corps qui ont de bonnes intentions, qui aiment Dieu & leur prochain, l'honneur & l'avancemẽt de leur Eſchole, leſquels ſont en grand nombre, & qui ont desja teſmoigné leur meſcontentement à celuy qui s'eſt ingéré de les jetter en cette confuſion & qui les y enveloppe de plus en plus par ſa belle Défence, jugeront ſans paſſion s'il y a reüſſi: & ſi le deſir de publier ſon ouvrage pour la bonne opinion qu'il en avoit (qui luy a fait dire par tout que ſa Faculté n'avoit jamais rien fait de pareil) a deu empeſcher, comme il a fait, l'exécution d'vn accommodement honorable à toutes les parties dont elles avoient receu l'ordre: ou ſi au contraire ſa vanité ne merite pas qu'ils perſiſtent en leur deſaveu: chaſſans de leur Corps, comme vn membre gangrené, celuy dont la plus longue ſocieté avec le temps ſeroit capable de les perdre. Et pour en juger, qu'ils conſidérent ce qu'il a avancé par toutes ſes procedures: Ils trouveront qu'il n'a fait autre choſe que ruiner dans pluſieurs eſprits la bonne opinion qu'ils avoient de ſon Corps, & établi de plus en plus nos Conſultations charitables, malgré les injures de ſon

libelle & celles qu'il fait semer contre moy dans toutes les familles de Paris. Car la persécution pour justice que l'on fait souffrir à nos Medecins charitables, redouble leur zele; Il ne s'y trouva jamais tant de malades presens ni tant de memoires des provinces pour d'autres absens; Ils n'ont point esté mieux assistez, ni ces memoires mieux examinez qu'ils le sont. Aussi ne faut-il point d'autre Apologie pour cette charitable action qu'elle mesme. Et je laisse à juger à ceux qui auront leu mon Factum, & la Défense de celuy qui a esté l'autheur & le fauteur de nostre division, avec ma Responſe, ce qu'ils doivent conclure de toutes les objections & difficultez qu'il a fait naistre à l'encontre de ce Factum & des memoires mesmes hors d'iceluy, & si elles ont esté bien resoluës, voire s'il reste quelque chose qui puisse arrester tant soit peu l'esprit du Lecteur.

Et à la verité, laissant là mesmes à part mon pouvoir si bien justifié par la propre confession de mes parties : ce seroit vne chose étrange que les Payens tinssent la Charité pour la plus haute des vertus & qu'elle nous fust interdite. *Homines*, ce disoit Ciceron en l'oraison *pro Ligario, ad Deum nullâ re propius accedunt quam salutem hominibus dando.* Les bestes mesmes ont quelque compassion de la misere de leurs semblables: Et on veut que nous renvoyions impitoyablement les pauvres malades que nous pouvons secourir. Le peuple de Dieu laissoit aux pauvres par son commandement, contenu au 25 chapitre du Levitique, tout ce que leur terre portoit la septiéme année, & il ne nous sera pas permis de leur vouër la moitié d'vn des jours de la semaine, qui n'est pas la quatorziéme xiéme partie de nostre vie. L'aumosne est vn droit des gens, voire vn droit divin, de sorte qu'il n'est pas permis à l'Eglise d'en dispenser, & il nous faudra prédre lettres d'attache, Visa ou Pareatis des Medecins de l'Eschole de Paris pour l'exercer? Par plusieurs Arrests il est enjoint aux Hostelliers de cette ville & fauxbourgs de présenter vne boëte aux hostes montans à cheval, leur recommandant les pauvres: on exhorte tous les Marchands & artizans à faire la mesme chose : & si nous ne sommes du College des Medecins de Paris, il ne nous sera pas permis d'en faire autant & aider les pauvres de nos moyens, & à leur defaut de nostre conseil & industrie & des graces qu'il aura pleu à Dieu nous departir ; à l'imitation de S. Pierre lequel guérit le boiteux qui luy demandoit de l'argent qu'il n'avoit pas? Il ne reste plus qu'à nous empescher aussi de prier Dieu. Car la priere n'a pas plus de privilége que l'aumosne, & elles sont connexes : Voire nostre Charité à cet avantage sur les autres, qu'elle est exempte du plus grand abus auquel l'aumosne est ordinairement sujete, qui est d'estre donnée à des personnes indignes de la recevoir, & qui en nourissent leur faineantise: Au lieu que cette-cy commance par la connoissance de cause, & ayant reconnu la maladie y apporte le remede dont le pauvre ne peut abuser: qui est possible la cause pour laquelle nos aumosnes sõt plus frequentes, veu qu'on donne plus librement lors qu'on est asseuré du droit vsage de sa liberalité.

Mais nostre Seigneur Iesus-Christ vuide la question dans S. Luc au chap. 10: Où parlant du voyageur qui avoit esté laissé presque mort par les voleurs : il dit que le Prestre & le Lévite passans par là sans se destourner de leur chemin pour l'assister, vn Samaritain aussi passant fut émeu de compassion de sa misére, & ayant mis pied à terre s'approcha de luy, banda ses playes, apres y avoir versé du vin & de l'huile, le mit sur son cheval, le mena à l'hostellerie, où il le fit penser, & s'en allant le matin laissa de l'argent à l'hoste pour en avoir soin, s'obligeant à luy payer le reste à son retour. Surquoy Nostre Sauveur ayant demandé lequel des trois est le prochain de ce pauvre blessé : on luy respond, & il l'aprouve, que c'est le Samaritain & non pas le Prestre ni le Lévite. Sans doute que Messieurs les Docteurs de Paris eussent mis en procez le Samaritain: comme ils y tiénent aujourd'huy les Medecins qu'ils appellent externes : pour avoir esté si hardi que de venir prendre le soin d'vn malade de leur ressort: & je m'asseure qu'ils trouveront quelque chose à reprendre aux Medecins Iuifs de ce temps là , possible en ce Prestre & en ce Levite, d'avoir souffert cette infraction de leurs privileges . Mais s'ils s'en fussent voulus tenir au jugement de Nostre Seigneur , le Samaritain eust payé les épices: puis que cette seule action de Charité qu'il exerce, le fait déclarer prochain, plustost que les autres qui se vantoient d'estre de la nation sainte & de la sacrificature Royale. Et il semble veritablement que cette histoire soit vn tableau de l'affaire dont il s'agit à present : Que le Prestre & le Levite soient Messieurs nos maistres de l'Eschole de Paris qui estoient Prestres & Religieux il n'y a pas long temps: Que le Samaritain , plus charitable qu'eux, représente les Docteurs en Medecine des autres Facultez, qui entreprennent non seulement le soin du pauvre malade abandonné, mais le visitent, pensent & bandent ses playes; qui plus est mettent la main à la bourse pour luy fournir ses nécessitez. Il ne reste plus que de prononcer, comme Dieu fit des ce temps-là & comme il fait encor à present par la voix du peuple, qui est la sienne, au profit de leur Charité.

ENcores que l'autheur du trouble donné à nostre Charité & de la division qui s'en est ensuivie, ait esté si soigneux de faire courir son libelle diffamatoire contr'elle & contre moy, qu'il y aura peu de personnes qui ne l'ayẽt veu: neantmoins jugeant que ceux entre les mains desquels il ne seroit point venu, ne se pouvans imaginer le mauvais traitement que je reçois d'vn homme que je n'ay jamais offensé que par mon soin des pauvres malades, trouveront étrange que je sois quelquefois contraint à changer en cette responce l'innocence ordinaire de mon stile pour repousser par vne deffense naturelle vne partie des injures qu'il tasche de faire à ma charge & à mon nom, qu'il employe par mespris cinquante fois en moins de soixante pages; j'ay bien voulu vous en avertir en ce lieu, afin que ceux qui n'auront pas leu les injures frequentes & calomnies atroces qu'il vomit contre moy, considérent s'il n'a pas esté besoin de retenuë pour me contenter de répondre couvertement à de tels outrages, sans nommer pour ce coup leur autheur, comme je pouvois faire: bien que luy-mesme en face gloire, & prenne à tâche luy & plusieurs de ses compagnons, de me diffamer dans toutes les maisons où ils ont accez, avec tous les tesmoignages d'animosité & d'aigreur, en continuant celle qu'il a montrée par tout son libelle: d'autant plus inexcusable, que ç'a esté en adressant sa parole à Son Eminence, *En respondant*, ce luy dit-il, *avec toute douceur & simplicité Chrestienne*, p. 4. l. 28. tesmoignage de son irreverence, & de ce qu'il faut attendre de ce bon Chrestien, quand il voudra quiter sa simplicité & sa douceur, & qu'il n'escrira plus à ce grand Prince de l'Eglise.

FIN.

www.ingramcontent.com/pod-product-compliance
Ingram Content Group UK Ltd.
Pitfield, Milton Keynes, MK11 3LW, UK
UKHW021115260726
13994UKWH00002B/897

9 782329 349299